Peter Mandel

Die Induktions-Therapie der Esogetischen Medizin

Regulation mit den Schwingungen des Gehirns

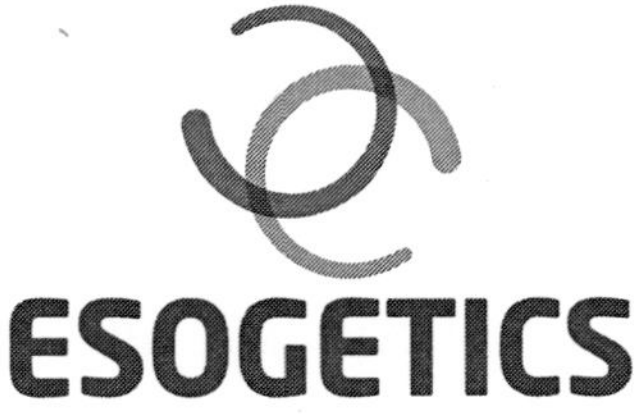

Peter Mandel

Die Induktions-Therapie der Esogetischen Medizin

Regulation mit den Schwingungen des Gehirns

Peter Mandel
Die Induktions-Therapie der Esogetischen Medizin

1. Auflage 2024

Lektorat: Gisela Wunderlich
Covergestaltung: Hans-Jürgen Mandel, Graphik & Layout
Satz und Layout: Hans-Jürgen Mandel, Graphik & Layout
Druck: Druck & Kalendermarketing Sosset GmbH, Kißlegg

© by esogetics GmbH • Bruchsal • Hildastr. 8 • D-76646 Bruchsal
Tel. +49 (0) 7251 8001-0 • Fax +49 (0) 7251 8001-55
info-de@esogetics.com • www.esogetics.com

ISBN 978-3-925806-34-6

Inhaltsverzeichnis

Einführung

Die Entdeckung der Gehirnströme

Als der englische Psychologe Richard Caton im Jahre 1875 die elektrische Aktivität des Gehirns entdeckte, begann für die Medizin ein neues Zeitalter. Caton untersuchte die elektrische Gehirnaktivität von Katzen, Affen und Kaninchen: „Wenn man Elektroden an zwei Punkten der Oberfläche des Schädels anbringt, so fließen schwache Ströme wechselnder Polarität durch den Verstärker". Viele Wissenschaftler in aller Welt bestätigten diese Beobachtungen. Kaum 40 Jahre später gelang Prawdick Neminski die erste fotografische Darstellung der elektrischen Gehirnaktivität bei Tieren, das so genannte Elektrozerebrogramm.

Die Geschichte der Elektroenzephalografie begann 1929 mit der Veröffentlichung des Jenaer Psychiaters Hans Berger. Er führte erstmals Experimente am Menschen durch und schrieb seine Ergebnisse nieder. Über Kontaktelektroden auf der Kopfhaut registrierte er mit Hilfe geeigneter Verstärker und Messgeräte die Aktionsstromtätigkeit des Gehirns. Wie ein Lauffeuer verbreitete sich die herausragende Bedeutung seiner Forschungsarbeiten. Die wissenschaftliche Anerkennung seitens der Mediziner war ihm sicher.

Zunächst beschrieb Berger die Beta- und Alpha-Rhythmen. 1935 gelang der Nachweis der Delta-Wellen und nach weiteren 8 Jahren entdeckte der Engländer William Grey Walter die Theta-Wellen. Berger schließlich spezifizierte sämtliche EEG-Merkmale.

Er unterteilte die vier Gehirnwellen in Einzelkategorien und ordnete sie unterschiedlichen physiologischen Zuständen zu – eine äußerst wichtige Aussage. Insgesamt schrieb Hans Berger vierzehn wissenschaftliche Arbeiten. Sein Gesamtwerk ist bis heute Grundlage der Elektroenzephalografie.

Die Kontrolle des Unbewussten

Aus den Erkenntnissen der Elektroenzephalografie entstand in den 60er Jahren des letzten Jahrhunderts die Biofeedback-Forschung. Verbindungen im Zusammenspiel von Körper und Geist, von Gehirnfrequenzen und Bewusstsein wurden in den Mittelpunkt gestellt. Man lernte, die Elektroenzephalogramme auf ihre körperliche und geistige Aussagefähigkeit hin zu interpretieren. Je klarer man den Mechanismus durchschaute und je sicherer die Auswertung wurde, umso mehr drängte sich die Frage nach einer möglichen Beeinflussung des Bewusstseins und der körperlichen Funktionen über die Stimulans der Gehirnströme auf. Dass man dieses Ziel auf mentalem Weg erreichen konnte, hatte nicht zuletzt J. H. Schultz mit dem Autogenen Training gezeigt.

E. Jacobsen wies mit seiner Relax-Therapie einen Weg, die Gehirnströme über Körperübungen und Veränderungen des Muskeltonus zu stimulieren.

Zu Beginn der Biofeedback-Forschung galt die Lehrmeinung, dass einige Körperbereiche bewusst kontrollierbar sind, während die so genannten autonomen Funktionen sich dieser bewussten Kontrolle entziehen. Testergebnisse mit Labortieren belegten eindeutig, dass über das Zurückfüttern (feed back) bestimmte Veränderungen im Körper erreicht werden konnten: Die Tiere lernten, praktisch alle körperlichen Funktionen – auch die autonomen – selbst zu kontrollieren. Während seiner Forschungsarbeiten entdeckte C. M. Cade, dass allein durch Übung ein Vorgang kontrollierbar wird: Man versetzt sich auf körperlicher Ebene in die Lage, einen normalerweise nicht bewussten Vorgang an sich selbst zu beobachten.

Biofeedback bedeutet also nichts anderes als das Bewusstmachen innerer Vorgänge mit mechanischen Mitteln. Auf diese Weise lernten Tausende von Menschen, nicht nur spezifische Gehirnwellen-Muster in sich selbst zu erzeugen, sondern auch

Funktionen wie Blutdruck, Herzschlag etc. selbst zu steuern. Man kann sagen, dass Biofeedback zu einem klareren Ich-Bewusstsein verhilft. Diese Bewusstseinsstufe unterscheidet nicht mehr zwischen willkürlichen und unwillkürlichen Vorgängen, denn das Bewusstwerden der unwillkürlichen Funktionen unseres Körpers macht sie willkürlich und damit kontrollierbar.

Die Gesamtheit aller Erkenntnisse, die aus der Erforschung der Gehirnwellen-Muster und ihrer Kopplung an körperliche Vorgänge gewonnen wurden, lassen sogar den Schluss zu, dass der Mensch eigentlich jede einzelne Zelle seines Körpers kontrollieren kann. Nach der Überzeugung des Psychiaters Dr. Charles Stroebel ist das Gehirn in der Lage, sich neu zu programmieren, wenn der Mensch die entsprechende Motivationsstruktur schafft. Könnte diese Motivationsstruktur auch von außen kommen? Es musste doch möglich sein, Geräte zu entwickeln, mit denen die Neuronen-Netzwerke kontrolliert und die im Gehirn abgebildeten elektromagnetischen Muster überwacht werden konnten. Die spezifischen Gehirnwellen-Muster waren also der Schlüssel zur Programmierung des Biocomputers Gehirn. Alle diese Überlegungen führten zunächst zur Entwicklung so genannter Mindmachines. Auch hier dienen die gekoppelten und akustischen Effekte der Veränderung des Gehirnwellen-Musters und der Weiterentwicklung des Bewusstseins – in der Tat ein großer Schritt nach vorn.

Haut an Gehirn...

Es ist längst kein Geheimnis mehr, dass jeder Impuls außerhalb oder innerhalb unseres Körpers von unserem Bewusstsein in irgendeiner Weise verarbeitet werden muss. Mich störte allerdings bei den bisherigen Techniken, dass zum Erreichen eines bestimmten Zustandes die Stimulatoren Licht und Ton notwendig waren. Die Tatsache, dass Licht- und Tonreize im gleichen cerebralen Gebiet verantwortet werden wie die Oberflächensensibilität der

Haut, ließ vor mittlerweile mehr als 35 Jahren in mir neue therapeutische Ansätze reifen. Die gegenseitige Beeinflussung zwischen Bewusstsein/Gehirnströmen und Körperzellen, Organen und Systemen war und ist wichtigste Grundlage meiner Forschungsarbeit. Ich gehe davon aus, dass alle Veränderungen (auch und besonders Krankheitssymptome) innerhalb des körperlichen Lebens eine Spiegelung der fünf Gehirnrhythmen sind. Jeder Umstellung innerhalb der Zellen, Organe und Systeme scheint eine Regulationsstörung der fünf Gehirnrhythmen vorauszugehen.

Jegliche Unregelmäßigkeit im menschlichen Bewusstsein hat nach meiner festen Überzeugung Folgen innerhalb der Gehirnrhythmik – und umgekehrt! Betrachtet man die Bandbreite der Indikationen unserer Gehirnwellen, also Beta = Wachsein, Alpha = Ruhefindung, Theta = Halbschlaf, Delta = Tiefschlaf und Gamma = übergeordnete Steuerungsfrequenz, so kann man sich vorstellen, dass der Mensch durch das Zusammenspiel von Bewusstsein und Wellenreaktionen bei negativem Verlauf eine Blockade seiner dynamischen Reaktionen erfährt, die zu einer Veränderung seines individuellen Programms führen kann. Aus diesem Dilemma kann er sich ohne Hilfe meist nicht befreien. Ich wollte die schwierige Aufgabe lösen, eine Therapie zu entwickeln, die einerseits ohne Nebeneffekte auskam und andererseits so eng wie nur irgend möglich den natürlichen Körper- bzw. Gehirnaktivitäten angepasst war – eben eine Induktion vertrauter Impulse. So entstand die Induktions-Therapie. Allerfeinste Reize wurden „auf die Haut geschrieben“ – mit verblüffender Wirkung! Damit war bewiesen, dass die Regulation gestörter Gehirnrhythmen auch ohne akustische oder visuelle Stimulation möglich ist.

Bruno Grieshaber von der Firma Vega verdanke ich die technische Umsetzung der Induktion. Er glaubte an meine Hypothesen und entwickelte daraus das Vegasom-Gerät, das die theoretischen Ansätze überprüfbar machte. Die Therapieverläufe in der Praxis bestätigen seither tagtäglich, dass die Induktion von verschiedenen Frequenzabfolgen über die Haut eine sofortige Reaktion in den cerebralen Sektoren zur Folge hat.

Natürlich gab es gerade in den Anfangszeiten auch Kritik. Man befürchtete, dass durch die Induktions-Therapie eine Persönlichkeitsveränderung stattfinden könnte. Auch der Einwand, dass diese Behandlung einer Gehirnwäsche gleichkäme, wurde laut. Eine 1992 von den beiden Forschern Braune und Schwerbrock am Klinikum der Albert-Ludwig-Universität in Freiburg durchgeführte Studie belegt, dass keine Hinweise auf eine spezifische Beeinflussung der EEG-Muster nach einer Induktions-Therapie auftreten. Unter ihrer Leitung wurde den Probanden das Schlaf-Programm induziert. Die Studie war einfach-blind, randomisiert und placebo-kontrolliert. Bei keiner der Versuchspersonen zeigte sich eine Veränderung in den EEG-Frequenzen. Damit waren alle Bedenken, dass man mit der Induktions-Therapie die Strukturen des Gehirns behandeln und damit verändern würde, ausgeräumt.

Mein Freund und Kollege Robert Füß, der sich schon zu Beginn seiner beruflichen Laufbahn mit meinen diagnostischen und therapeutischen Ideen auseinandersetzte, beschäftigte sich schon sehr früh mit der Idee der Induktion. Ihm verdanke ich die exakte Erarbeitung und die Formulierung der ersten 13 beschriebenen und eingesetzten Programme der Induktions-Behandlung. Seine umfangreichen Arbeiten zur Induktions-Therapie hat Robert Füß in seinem 1994 erschienenen Buch Die Induktions-Therapie – ganzheitliche Regulation mit den Frequenzen des menschlichen Gehirns zusammengefasst. Er entwickelte eine weitere Arbeitshypothese, die er mit dem Kernsatz beschrieb:

Ich therapiere nicht das Gehirn,
ich therapiere **wie** das Gehirn.

Die Induktions-Therapie der Esogetischen Medizin dient dem einzigen Ziel, dem Menschen einen natürlichen und vertrauten, der jeweiligen Situation entsprechenden Rhythmus zu vermitteln, die Programmatik einer normalen Gehirnrhythmik aufzubauen und zu erhalten.

Stress – vom Überlebensfaktor zum Gesundheitssystem

„Ganz aus dem Rhythmus" bringt uns vor allen Dingen das Stressproblem, eine der häufigsten Ursachen für Unwohlsein, für Verkrampfungen und so genannte vegetative Entgleisungen. Zunächst sollte man den Begriff Stress definieren. Stress ist keine Krankheit – im Gegenteil. Stress als Mechanismus der Verteidigung ist ursprünglich eine sinnvolle Einrichtung der Natur – nicht nur beim Menschen, sondern auch in der gesamten Tier- und Pflanzenwelt. Er schadet uns selbst dann nicht, wenn erhöhte Arbeitsleistungen bis zur Leistungsgrenze gefordert sind. Erst wenn der Mensch die mobilisierte Energie nicht mehr abbauen kann, beginnt das Risiko und die permanente Potenzierung des Stresses, was unweigerlich in die Krankheit führt.

Frederic Vester schreibt dazu in seinem Buch Neuland des Denkens:

„Durch Stress wird der Körper auf Höchstleistung präpariert, damit er auf Bäume klettern, mit lautem Geschrei einen Feind anspringen oder einen Fluss durchschwimmen kann. Das gelingt durch die Ausschüttung dreier Hormone: des Fluchthormons Adrenalin und des Angriffshormons Noradrenalin, die beide den Kreislauf stimulieren und das Denken zu Gunsten vorprogrammierter Reflexhandlungen ausschalten, sowie von Hydrokortison, das die Blutgerinnung fördert, Verdauungssystem und Sexualfunktionen ruhig stellt und die Immunabwehr unterdrückt – alles um sich besser auf den Kampf zu konzentrieren und ihn besser überstehen zu können."

In der heutigen Zeit, in der die Menschen nach immer mehr streben und um immer mehr kämpfen, ist die Stresssituation quasi zur absoluten Gefahr für Gesundheit und Leben geworden. Die permanente Spannung wird im Laufe der Zeit beim gestressten Menschen regelrecht programmiert. Er befindet sich in einem Teufelskreis, in dem die notwendige Spannung für die Leistungsbereitschaft des Körpers nicht mehr abgebaut werden kann. Damit wird der Leistungsstress zum Konfliktstress.

Die Folge dieser unnatürlichen Entwicklung kann die Zerstörung von Zellen und Organen und die Zerrüttung des vegetativen Nervensystems sein. Wenn der Mensch sinnvoll in der Polarität von Leistungsstress und Ruhefindung leben würde (oder könnte), gäbe es viele Erkrankungen entweder überhaupt nicht oder nur sehr selten. Dazu gehören besonders die Herz-Kreislauf-Erkrankungen, die in unserer so genannten zivilisierten Welt noch immer als Todesursache Nummer eins gelten. Magen-, Darm- und andere Stoffwechselstörungen gehören ebenso zu den Stressfolgen wie Impotenz, Aggression, Abwehrschwäche, Konzentrationsstörungen bis hin – wie viele meinen – zu erhöhtem Krebsrisiko.

Seit langer Zeit beobachte ich Patienten, bei denen sich besonders am Morgen deutlich belastende Symptome zeigen, unter anderem (manchmal bedenklich) erhöhter Blutdruck, Erhöhung der Fettwerte im Blut oder auch Erhöhung der Transaminasen. Auch Blutzucker- oder Harnsäure-Erhöhungen treten häufig auf, obwohl die Patienten angeben, etwa acht bis zehn Stunden zu schlafen. Interessant dabei ist, dass diese Menschen sich übereinstimmend (wie die moderne Forschung der Neurologie dies auch berichtet), am Morgen müde und zerschlagen fühlen, trotz der großen Schlafmenge. Warum dies so ist? Nun, es liegt möglicherweise daran, dass diese Menschen nicht rhythmisch schlafen. Das heißt, der erforderliche nächtliche Rhythmus zwischen Theta und Delta, zwischen Traum- und Tiefschlafphasen, hat sich verschoben oder reduziert. Weitere Beobachtungen der Patienten zeigten ebenfalls übereinstimmend, dass Konflikte und daraus resultierendes Stressempfinden in die nächtliche (Un-)Ruhe mitgenommen wurden. Die Folge: Die Regeneration des Gehirns (Traumphasen) und die des Körpers (Tiefschlafphasen) findet nicht in ausreichendem Maß statt. Die entsprechenden Schlaf-Programme der Induktions-Therapie wollen dem Gehirn die normale Abfolge der Rhythmen anbieten. Wenn die dafür verantwortlichen Steuerungsbereiche mitschwingen, verbessert sich nicht nur die Traum-Tiefschlaf-Rhythmik, sondern auch die morgendlichen Symptome nehmen ab oder hören ganz auf.

Aus Stress wird Schmerz

Alles läuft beim Stressproblem auf die Schwächung des Immunsystems hinaus. Die in ihren Konflikten gefangenen Menschen kommen aus diesem Teufelskreis nicht mehr heraus. Das permanente Vorhandensein der Hormone Adrenalin, Noradrenalin und Hydrokortison wird auf Dauer das sinnvolle Zusammenspiel von Spannung und Entspannung zerstören. Die nicht mehr verbrannten und verbrauchten Energien (zum Beispiel Fettsäuren und Traubenzucker) werden abgelagert. Das Resultat ist eine latente Kreislaufbelastung, Sprungbrett vieler gefährlicher und lebensgefährlicher Erkrankungen. Therapien bewirken in diesem Stadium meist nur eine Unterdrückung der Symptome, nicht jedoch eine Beseitigung der krankmachenden Ursachen. Zwar werden die Schmerzen im Magen-Darm-Trakt durch die Einnahme entsprechender Medikamente unterdrückt. Per Pille gleicht man vorhandene Aggressionen aus. Müdigkeit und Lustlosigkeit, Neurosen etc. begegnet man ebenfalls medikamentös, und wiederholt auftretende Infektionen weichen ganz einfach dank Antibiotika. Sieht man sich diesen Circulus vitiosus genauer an, so erkennt man, dass es unweigerlich zu chronischen Entwicklungen kommen muss, weil die Hintergründe der Erkrankungen ignoriert werden.

Dazu ein Beispiel: Viele Patienten leiden unter Schmerzen in der Wirbelsäule, die als Verschleiß diagnostiziert werden. Zweifellos richtig, denn man kann den Verschleiß röntgenologisch sichtbar machen. Doch Wirbelkörper, Bandscheiben und Gelenke verschleißen sich nicht von selbst. Sieht man einmal davon ab, dass Fehlhaltungen, berufsbedingte Erkrankungen oder angeborene Missbildungen wie Beinverkürzungen und Skoliosen Spannungen in der Gesamtstatik verursachen und damit Verschleiß programmieren, so ist in allen anderen Fällen zu fragen, warum und wie es überhaupt zu solchen Verschleißsituationen kommen kann.

Zweifellos gibt es viele Kriterien, die Erkrankungen der Wirbelsäule und Gelenke auslösen. Eine der häufigsten Ursachen aber ist sicherlich die permanente Spannung, welche die Organe über das spinale System zu den Segmenten der Wirbelsäule tragen, dort Spasmen erzeugen und damit zum Druck innerhalb der Wirbelkörper beitragen. Druck aber erzeugt Verschleiß. Es ist unzweifelhaft, dass die Reflexzonen nach Head, Mackenzie und anderen eine Bedeutung in Bezug auf die im Inneren liegenden Organe haben. Ob es sich nun um Dermatome (Head) oder Myotome (Mackenzie) handelt: Immer bekommt der Therapeut einen Hinweis, der es ermöglicht, die Kausalkette zurückzuverfolgen und einen Locus minoris resistentiae zu finden, der wiederum auf den Faktor Stress zurückzuführen ist.

Denken wir zum Beispiel an ein HWS-Syndrom mit Schmerzzuständen in der rechten Schulter. Man könnte dies segmental natürlich auch dem Gallensystem zuordnen. Verblüffend ist die gemeinsame Komponente: Gerade dieses System ist hinsichtlich Verkrampfungen besonders anfällig. Oberbauchbeschwerden, Übersäuerungen und Spannungen im Solarplexus mit begleitenden Herzbeschwerden sind oft Stresssymptome, die häufig mit Schmerzen in der linken Schulter und in der Brustwirbelsäule verbunden sind. Wieder ein Beweis dafür, dass die aus dem Symptom heraus getroffene Diagnose immer im kausalen Zusammenhang zur eigentlichen Ursache steht. Die Liste der körperlichen Beschwerden, die ihren Ursprung im Stress haben, kann beliebig fortgesetzt werden ...

Therapeut Gehirn

Die Mitte der 70er Jahre entstandene Energetische Terminalpunkt-Diagnose als reproduzierbare Methode der Visualisierung von Informationsphänomenen (Kirlian-Effekt) ist heute in vielen Ländern als funktionelle Diagnose eingeführt. Sie erfasst den Zustand eines Menschen in seiner Ganzheit. Die Dokumentation vieler sichtbarer Phänomene, die im Zusammenhang mit topografischen Sektoren zu sehen sind, ist weitgehend abgeschlossen. Im Laufe der Zeit konnten mit der ETD viele neue Betrachtungsweisen erarbeitet werden. Neue Erkenntnisse in Bezug auf Krankheit und Schmerz, auf die Zerstörung von Zellen und Geweben wurden entdeckt und mittlerweile eine Vielzahl neuer Therapiesysteme entwickelt.

Die Energetische Terminalpunkt-Diagnose/ ETD – Basis aller esogetischen Verfahren

Die ETD ist das erste Glied in der Kette esogetischer Methoden und gleichzeitig Einstieg und Abschluss der Patientenbetreuung. 1973 entwickelte Peter Mandel das analoge ETD Gerät. 2021 entwickelten Markus Wunderlich und Peter Mandel das digitale Verfahren. Diesem zuverlässigen und reproduzierbaren Diagnoseverfahren kann sich jeder Mensch völlig gefahrlos unterziehen. Die ETD gibt ganzheitlichen Aufschluss über alle krank machenden Veranlagungen und Störungen innerhalb des Systems Mensch. Sie erlaubt ein schnelles Erfassen der Gesamtsituation des Patienten, medizinisch relevante Aussagen und eine zuverlässige Therapiekontrolle. Damit lässt sich jegliche Veränderung des Gesundheitszustandes – zum Beispiel während und nach der Behandlung – sofort nachweisen und nachvollziehen. Die ETD ist ein schlüssiges, reproduzierbares Diagnoseverfahren. Sie basiert auf vier Säulen.

Interpretieren:
Genaue diagnostische Aussagen auch in Bezug auf noch nicht spürbare körperliche Belastungen.

Diagnostizieren:
Erkennen der Zusammenhänge zwischen Symptom und Ursache.

Therapieren:
Eindeutige Hinweise zu den erforderlichen therapeutischen Maßnahmen.

Kontrollieren:
Unmittelbarer Aufschluss über die Wirkung der eingesetzten Therapie.

Weitere Informationen zur ETD: *www.esogetics.com/qr/ETD*

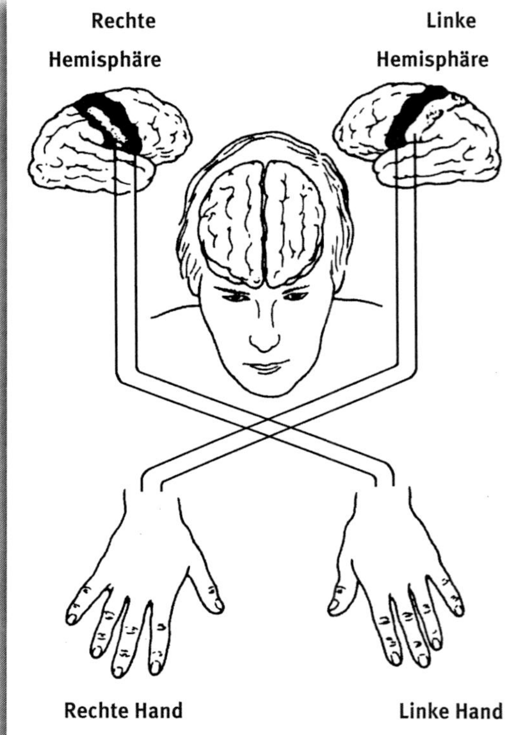

Rechte und linke Gehirnhemisphäre

Eine der wesentlichen Neuentdeckungen innerhalb der ETD ist die Erkenntnis, dass Hände und Füße, deren informative Energiepotenziale auf dem ETD-Bild visualisiert werden, eine direkte Verbindung zu den Gehirnwellen haben (wichtig dabei: die Überkreuzung der rechten und linken Seite).

Die rechte Hand, die Tat-Hand, schwingt im Beta-Rhythmus (entsprechend dem linken, rationalen Gehirn), die linke Hand im Alpha-Rhythmus (entsprechend dem rechten, emotionalen Gehirn). Der rechte Fuß entspricht dem Theta- und der linke Fuß dem Delta-Rhythmus des Gehirns. Durch die ETD-Bilder sichtbar gemachte Informations-Verschiebungen zwischen der linken und rechten Hand sowie dem linken und rechten Fuß weisen ursächlich immer auf Störungen in den Gehirn-Rhythmen hin. Die nachfolgenden Abbildungen verdeutlichen die Phänomenologie, die ich Lateralitätsstörung nenne.

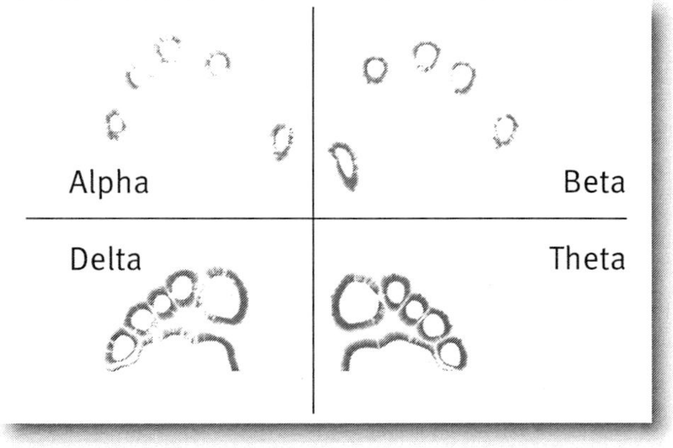

Alpha
Beta
Delta
Theta

Lateralitätsstörung von links

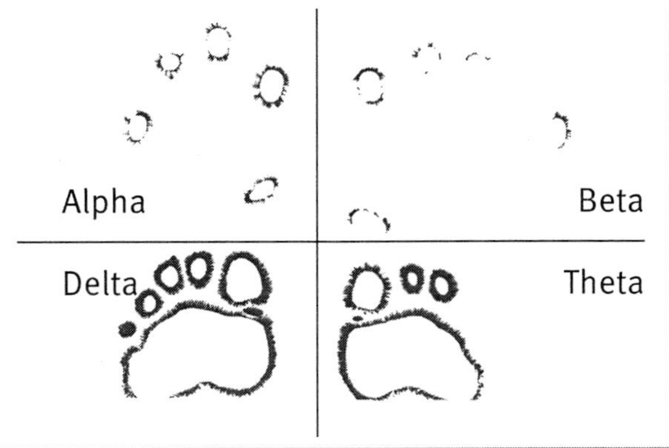

Alpha
Beta
Delta
Theta

Lateralitätsstörung von rechts

Schon seit 1984 arbeite ich mit den sichtbaren Lateralitätsstörungen im ETD-Bild. Die ganze Tragweite dieser Entdeckung konnte ich allerdings erst ermessen, als ich die Möglichkeit hatte, mit der Induktions-Therapie direkten Einfluss auf die Unregelmäßigkeiten der Strahlenfülle zwischen der rechten und linken Hand sowie dem rechten und linken Fuß zu nehmen. Ich stellte fest, dass solche Lateralitätsstörungen immer mit dem momentanen Krankheitsbild eines Menschen zu tun hatten und die Beseitigung der Symptome unmöglich war, solange sich die Lateralitätsstörung in den ETD-Kontrollbildern noch zeigte.

1986 beauftragte ich meinen damaligen Mitarbeiter Dr. med. John Greenberg mit einer Studie über Lateralitätsstörungen (siehe *www.esogetics.com/qr/Studien-lat*). 89 Patienten beiderlei Geschlechts und unterschiedlichen Alters wurden von ihm untersucht. Dabei stellte sich heraus, dass die Störungen in über 80 Prozent der Fälle vor dem Ende der Pubertät eingetreten waren. Wenn sich die Phänomenologie dieser Störung von rechts zeigte, bedeutet dies ein körperliches Trauma (z. B. Beispiel durch einen Schlag auf den Kopf, einen Unfall oder Verletzungen allgemein). Wenn sich die Phänomenologie dieser Störung von links zeigte, bedeutet dies eine vorpubertäre seelisch-psychische Schocksituation.

Da solche Ereignisse nachgewiesenermaßen Kurzschlüsse und Kommunikationsstörungen zwischen den beiden Hemisphären unseres Gehirns nach sich ziehen können, arbeiteten wir sehr intensiv an der Entwicklung einer Therapie, mit welcher diese Störungen ausgeglichen werden konnten. Laterale Verschiebungen führen konsequent zu Blockaden der normalen energetischen und physiologischen Signale innerhalb des Regelkreises Thalamus – Hypothalamus – Hypophyse und darüber hinaus Hippokampus und Amygdala. Das macht verständlich, dass in einer solchen Situation permanent pathologische Impulse vom zentralen Nervensystem zur Peripherie ausgesandt werden. Krankheitssymptome wie Migräne, Cephalgien, Herz-, Lungen-, Magen- oder gastrointestinale Beschwerden, Irritationen des Genitalen und vor allen Dingen psychische Entgleisungen jeglicher Art werden immer in Verbindung mit diesen Lateralitätsstörungen beobachtet.

Meist waren diese Patienten therapieresistent – ein Hinweis auf andere Ursachen. Die Ursachenfindung gelang über das therapeutische Experiment. Der im ETD-Bild sichtbare Ausgleich der informativ-energetischen Potenziale ging einher mit dem plötzlichen

Verschwinden der meist sehr unterschiedlichen Symptombilder der behandelten Patienten, ohne dass wir therapeutisch auf die geklagten Beschwerden eingegangen waren. Solche Reaktionen sind auch heute noch ein Ansporn für weitere Überlegungen und Untersuchungen bezüglich der Gehirnwellen-Therapie.

Die Gehirnwellen

Bei der Induktions-Therapie geht es um die Befreiung blockierter oder verschütteter Informationen – aus gutem Grund: Wenn die Information allem Energetischen und Materiellen übergeordnet ist, kann eine Ursachenbeseitigung als Grundlage langfristiger Gesundung nur über die Lösung von Blockaden als Voraussetzung für den freien Informationsfluss erreicht werden. Damit aber kommt jeglichem Krankheitsgeschehen eine andere Dimension zu. Teilt man das Leben des Menschen ein in die Bereiche Idee – Planung – Umsetzung, so kann man dem gesamten Leben eines Menschen mit all seinen Höhen und Tiefen ein übergeordnetes Informationsmuster unterstellen, das dem einzelnen Individuum als Programm zugeordnet ist – ein individuelles Programm für ein individuelles Leben, das sich durchaus in den Gehirnwellen widerspiegeln kann. Betrachtet man die den Einzelbereichen zugeordneten Indikationen, so kann man leicht erkennen, dass alles, was den individuellen Menschen ausmacht und prägt, über das Frequenzverhalten der Gehirnwellen gesteuert werden kann. Wenden wir uns nun zuerst den bekannten Indikationen der Gehirnwellen zu.

1. Der Beta-Rhythmus 14 – 30 Hz: unregelmäßige kleine Welle von hoher Frequenz

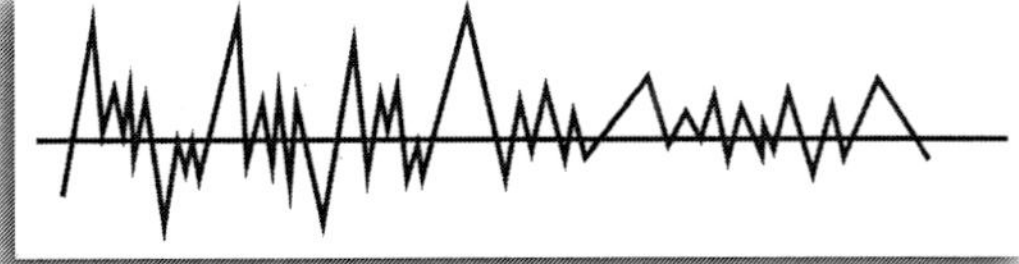
Beta-Rhythmus

Der höchste der vier Frequenzbereiche schwingt im Beta-Rhythmus. Er ist charakteristisch für Wachheit und Konzentration, Gespanntheit und intellektuelle Aktivität. Auch Alarmbereitschaft und logisches Denken, Unruhe und Angst gehören zum Beta-Rhythmus. Werden vermehrt Stresshormone (Adrenalin, Noradrenalin) ausgeschüttet, so erhöht sich der Anteil der Beta-Wellen.

2. Der Alpha-Rhythmus 7,5 – 13,5 Hz: regelmäßige Welle mittlerer Frequenz

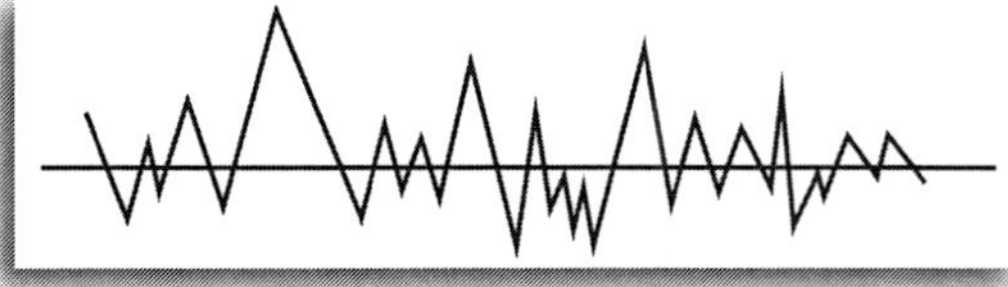
Alpha-Rhythmus

Der Ausdruck des Alpha-Rhythmus ist der entspannte Zustand. Das Gehirn produziert ihn besonders beim Schließen der Augen und bei Beginn der intellektuellen Entspannung. Hier entsteht das Gefühl wohliger Ruhe ohne Schläfrigkeit. Das Eintreten meditativer Entspannung beginnt mit dem Alpha-Rhythmus.

3. Der Theta-Rhythmus 4 – 7 Hz: regelmässige Welle niedriger Frequenz

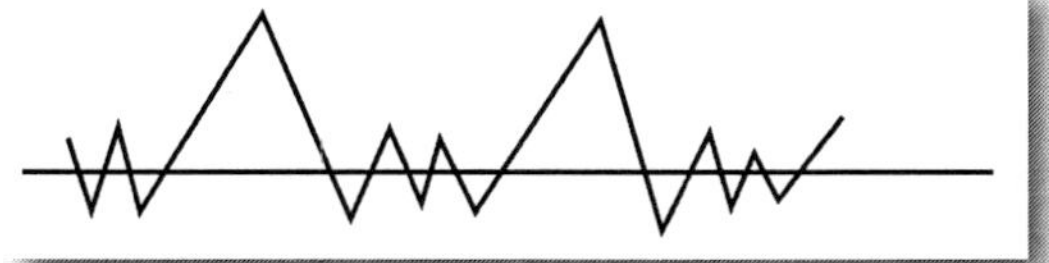

Theta-Rhythmus

Dieser Rhythmus steht vor allem für bestimmte Schlafphasen und tiefe Meditation. Bekannt ist, dass er die Gedächtnisentwicklung begünstigt. Beim Superlearning wird diese Phase angestrebt, da die Denkfähigkeit abgeschaltet und somit der Zugang zu den tiefen Schichten unseres Bewusstseins möglich wird. Theta-Wellen werden auch mit gesteigerter Kreativität und Intuition in Verbindung gebracht.

4. Der Delta-Rhythmus 0,5 – 3,5 Hz: langsame Welle von niedriger Frequenz

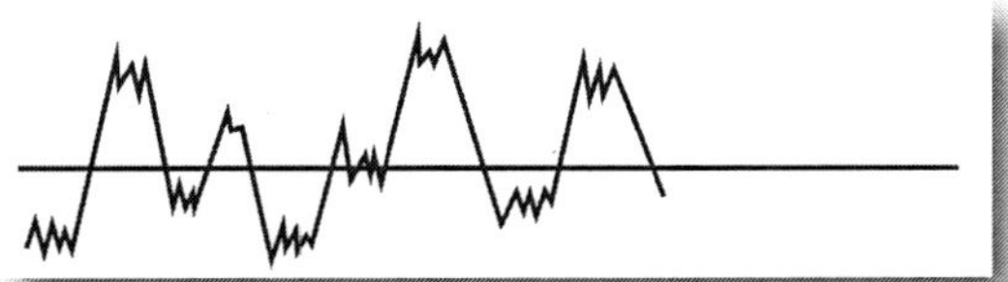

Delta-Rhythmus

Diese Wellen treten hauptsächlich im Tiefschlaf des Menschen auf, in welchem der Körper regeneriert. Tiefenhypnose und Trance entsprechen dem Delta-Rhythmus ebenso wie ein intaktes Immunsystem. Bei allen Heilvorgängen ist deshalb der Delta-Rhythmus von großer Bedeutung.

5. Der Gamma-Rhythmus 30 – 100 Hz: Die übergeordnete Steuerungsfrequenz

Gamma-Rhythmus

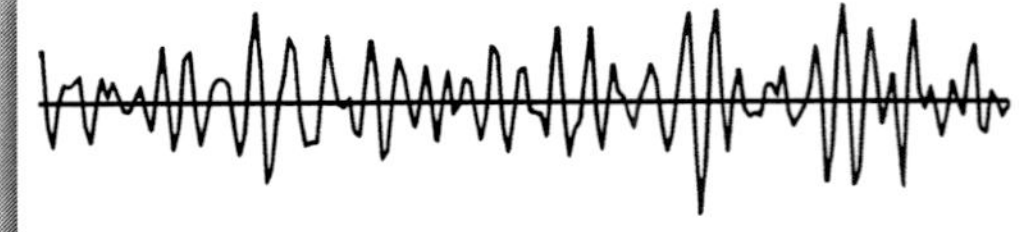

Die neu entdeckten Gamma-Wellen (30 bis 100 Hz) des menschlichen Gehirns werden mit Spitzenleistungen, starker Fokussierung und mystischen transzendenten Erfahrungen in Verbindung gebracht. Das Gamma-Frequenzband scheint die übergeordnete Steuerungsfrequenz des Gehirns zu sein. Man vermutet, dass dadurch höhere Wahrnehmung und Erkenntnis möglich werden.

Natürlich wissen wir, dass Gehirnwellen lediglich Mittel zum Zweck sind und selbst keine übergeordneten Informationen darstellen. Sie sind das Produkt elektrochemischer Entladungen, die ein elektromagnetisches Feld erzeugen. Die dabei entstehenden Frequenzen von 0,5 bis 30 Hz (bei Gamma-Wellen bis 100 Hz) dienen der Kommunikation zwischen dem zentralen Nervensystem und dem Körper.

Wenn wir innerhalb dieser Schwingungsbereiche Unregelmäßigkeiten feststellen, können wir den Menschen als krank bezeichnen. Dabei ist es völlig unerheblich, ob das subjektive Be- und Empfinden des Patienten und der Nachweis von Störungen des Gehirnwellenrhythmus durch andere Diagnose-Methoden bestätigt werden oder nicht. Wenn der Mensch sich krank fühlt, dann ist er es auch. Nur darauf kommt es an. Der Ausdruck seines Befindens ist die Richtschnur, an der sich therapeutische Maßnahmen zu orientieren haben.

Die Induktions-Therapie der Esogetischen Medizin

Die Induktions-Therapie der Esogetischen Medizin

Durch die moderne Technik konnten wir alle Programme und die Funktionen des Vorläufer Vegasom auf kleine handliche Geräte, die heutigen Synapsis 2 Geräte, übertragen.

Wir verwenden:

1. Das Gerät Synapsis wave 2, das Profigerät für die Behandlung in der Praxis.
2. Das Gerät Synapsis home 2, das auch für die Behandlung zu Hause geeignet ist.
3. Das Gerät Synapsis point 2, das Profigerät für die punktuelle Abgabe der Frequenzen in der Praxis.
4. Den Adapter zur Anwendung von vier Reflexbereichen zu gleicher Zeit.

Alle diese neuen Entwicklungen haben uns ein großes Stück bei der Behandlung kranker Menschen weiter gebracht.

Die kompakten Programme

Die Geräte Synapsis wave 2 und Synapsis home 2 sind mit Programmen zwischen 10 und 45 Minuten Dauer ausgestattet, die sehr einfach anzuwenden sind. Die Impulse des ausgewählten Programms werden über zwei Handmanschetten oder über zwei Einmalelektroden eingeschleust. Die äußerst geringe Signalenergie ist nicht spürbar.

Die erarbeiteten Programme können eine große Anzahl so genannter Zivilisationskrankheiten behandeln.

Es stehen folgende kompakte Programme zur Verfügung, die auf die Synapsis wave 2 und Synapsis home 2 Therapiegeräte installiert werden können:

Kurzindikationen der Synapsis 2 Induktions-Programme

Entspannungs-Programme:

Ruhe 1:
Programm zur tiefen, inneren Entspannung

Ruhe 2:
Bei allen aktuellen Stressbelastungen

Schlaf 1:
Unterstützt bei Ein- und Durchschlafstörungen

Schlaf 2:
Reguliert besonders die Schlafrhythmik

Traum:
Anregung der Traumaktivität

Konfliktlösungs-Programme:

Konflikt:
Lösen und ordnen von individuellen Konflikten

Kinder 1:
Bei Belastungen zwischen dem 6. und 9. Lebensjahr

Kinder 2:
Bei Belastungen zwischen dem 9. und 12. Lebensjahr

Gamma lang:
Vermittelt das Gefühl von glücklich sein und stärkt die Wahrnehmung

Gamma kurz:
Lösung von Blockaden über spezifische Reflexzonen

Gamma 40:
Aktivierung des limbischen Systems, besonders Hippokampus und Amygdala

Konflikt T1 und Konflikt T2:
Sanfte Lösung von Gehirnblockaden, wenn Konflikte das Leben beherrschen

Stress-Programme:

StressBasis:
: Zur Lösung psychischer Verkrampfungen

StressImmun:
: Zur Unterstützung bei stressbedingten Belastungen des Immunsystems

StressHormon:
: Zur Unterstützung bei stressbedingten Belastungen des hormonellen Systems

StressKrampf:
: Basis-Programm zur Unterstützung bei stressbedingten cerebralen Verkrampfungen

Cerebral/Mentale Programme:

Cerebral:
: Aktivierung der Gehirntätigkeit, Steigerung der Wachheit

Lernen:
: Unterstützung bei Lernschwäche und Konzentrationsstörungen

Erinnerung:
: Steigerung der intellektuellen Fähigkeit, Anregung der Kreativität

Cerebral A:
: Lösung von Anhaftungen

Cerebral P:
: Lösung von Belastungen durch Parasiten

Mental D:
: Zur Unterstützung bei kognitiven Veränderungen

Psyche-Programme:

Psyche 1:

Zur Unterstützung bei Müdigkeit, Erschöpfung, Abgeschlagenheit

Psyche 2:

Bei der aktiven Phase der Depression. Zur Unterstützung bei Nervosität und Stimmungsschwankungen

Psyche 3:

Bei hormonellen Depressionen. Zur Unterstützung bei hormonellen Stimmungsschwankungen

Weitere Programme:

Erwachen:

Zur Unterstützung bei Erschöpfung, Rekonvaleszenz, unüberwindlicher Müdigkeit, Altersbeschwerden

Degeneration:

Aufbau-Programm bei Erschöpfung, Lösung von Blockaden

PowerNap:

Regenerations-Programm zum Abbau des täglichen Stress

Sucht:

Zur Unterstützung bei stressbedingten Suchtbelastungen

PowerNap-Team:

Harmonisierung von Partnerschaft und Teams

Meditation:

Unterstützung der Meditation

Siehe auch die detaillierte Beschreibung der Programme auf den Seiten 41 ff.

Außergewöhnlich an der Methode ist, dass allein die Information, die durch die Induktion über die Haut gegeben wird, die Systeme in harmonischer Weise mitschwingen und so zur Normalität zurückfinden lässt.

Die Induktions-Therapie ist keine Droge. Sie kann etwas, das nicht vorhanden ist, nicht ersetzen. Sie kann aber vorhandene, meist blockierte Potenziale lösen und damit den übergeordneten Informationsfluss, der so wichtig für die Entwicklung des einzelnen Menschen ist, befreien. Blockaden abbauen bedeutet besseres Verstehen der eigenen Individualität, besseres Verstehen und Reagieren in Bezug auf die mittelbare und unmittelbare Umgebung. Das bedeutet auch, dem Leben glücklicher und zufriedener zu begegnen. Damit findet die Anwendung der Induktion ihren berechtigten Platz als eines der geeigneten Mittel für die Bewusstseinserweiterung, die gerade in der heutigen Zeit so notwendig ist.

Nachstehend die ausführliche Beschreibung und die Indikation der Induktions-Programme.

Indikation und Beschreibung der Induktions-Programme

Die Entspannungs-programme

Die Ruhe-Programme

Die Entwicklung von zwei Ruhe-Programmen war notwendig, weil das Ruhe-Programm 1 lediglich einen Teilbereich abdeckte. Das Ruhe-Programm 1 gilt als Grund-Programm. Wir konnten jedoch erkennen, dass es sinnvoll ist, weitere Entspannungskriterien in die Induktions-Therapie einzuführen.

Das Ruhe-Programm 1 zeichnet sich durch das Verharren bei 7 Hz, an der Grenze von Alpha/Theta aus. Das Ruhe-Programm 2 wiederum wurde mit einem Wechselrhythmus ausgestattet, um die aktuellen Stressprobleme auszugleichen. Damit wäre das Ruhe-Programm 2 auch eine Basistherapie, welche sich bei aktuellen Stress-Symptomen sehr hilfreich zeigt.

Ruhe 1-Programm

Unruhe und Nervosität, Vegetative Dystonie, Angstzustände und Phobien, Blutbildveränderungen in Bezug auf Cholesterin, Triglyceride und Gamma GT. Spannungen der Wirbelsäule besonders im Nacken-Schulterbereich, psychosomatische Herz-Kreislaufbeschwerden.

Ruhe 2-Programm

Alle aktuellen Konfliktstress-Situationen, stressbedingte Kopfschmerzen und Schwindelzustände, Magen-Darm-Symptome, welche sich auf Stress zurückführen lassen. Wechsel-Programm zu den Kinder-Programmen 1 und 2, besonders dann, wenn Eltern über den Schulstress ihrer Kinder klagen.

Die Indikationen des Ruhe-Programm 1 sind hier ebenfalls zu finden, wenn diese im Zusammenhang mit aktuellen Stresssituationen angetroffen werden.

Die Schlaf-Programme

Wie beim Ruhe-Programm war es auch beim Schlaf-Programm notwendig, aus der Erfahrung heraus ein weiteres Programm zu entwickeln, weil das Schlaf-Programm 1 lediglich die Einschlaf- und Durchschlafstörungen abdeckte. Obwohl sehr erfolgreich, beobachteten wir, dass Menschen mit ausreichender Schlafmenge (8 bis 10 Std.) trotzdem müde und erschöpft am Morgen aufwachten. Dies war der Anlass, sich nochmals mit der Physiologie des Schlafes zu beschäftigen. Es gilt als erwiesen, dass der Mensch nur im Schlaf regenerieren kann und dass diese Regeneration mit einer Rhythmik zwischen Theta- und Delta-Frequenzen einhergeht. Die Delta-Frequenzen verantworten dabei die Regeneration des Körpers und seiner Zellen. Die Theta-Rhythmik verantwortet die Regeneration des Gehirns. Der Wechsel zwischen den beiden Frequenzbereichen sollte in der Nacht ca. 7 mal erfolgen.

Schlaf 1-Programm

Unterstützt bei Ein- und Durchschlafstörungen, baut Aggressionen ab, Beschwerden durch falsche Ernährungsgewohnheiten und deren Folgen, Magenbeschwerden bis Ulzera.

Schlaf 2-Programm

Alle morgendlichen Beschwerden wie Ängste, Depressionen, Cephalgien und Migränen, Schmerzen in den Gelenken, Schwindel und Herzrhythmusstörungen. Weiterhin Störung der Konzentration, mentale Überlastung, permanenter Nervenstress, Versagensängste, schmerzhafte Belastungen, besonders am Morgen. Im Wechsel mit dem Programm StressHormon (früher Stress 10) auch bei Menstruationsbeschwerden und im Klimakterium.

Das Traum-Programm

Durch die Reaktionen der beiden Schlaf-Programme und die daraus resultierenden Erkenntnisse wurde das Traum-Programm entwickelt. Nun ist es eine elementare Tatsache, dass alle Menschen in der Nacht träumen, auch wenn sie sich am Morgen nicht erinnern können. Im Gegensatz zum Schlaf 2-Programm liegt hier die Dominanz beim Theta-Rhythmus. Dadurch bekommt das Gehirn den Erinnerungs-Impuls an die normale Rhythmen-Folge in der Nacht. Viele Patienten berichten, dass sie während und nach dem Programm, welches 45 Minuten andauert, wieder bewusst träumen können. Der Verlust an erinnerlichen Träumen ist ein Problem. Wenn wir uns nicht erinnern können, werden wir seelischen Müll auch nicht los. Das heisst der „Stuhlgang der Seele" hat Verstopfung. Damit möchte ich überleiten auf das unendliche Gebiet der Traum-Symbolik.

Fest steht, dass unsere Traumkraft anders arbeitet als unser logischer Intellekt, viel subtiler und viel besser als unser Wach-Bewusstsein.

Joseph Murphy sagte: „Die Sprache des Unterbewusstseins ist eine andere als die des Bewusstseins". In der Sprache des Traumes drückt sich die Raum- und Zeitlosigkeit des Menschenwesens aus.

Die durch das Traum-Programm erzeugten Träume beziehen sich ausschließlich und individuell auf den Träumenden. Es ist durch das Programm möglich geworden, die Türen zum Unbewussten zu öffnen, um längst vergangene Konflikte in das Bewusstsein zu transportieren. Dort können sie durch das Wissen um die Traum-Symbolik erkannt und gelöst werden. Dr. phil. Max Segeth, Lebenslehrer und Traumforscher, entwickelte die Self Interpretation of dreams – kurz: SID. Er sagt:

1. Der Träumer träumt grundsätzlich nur von sich selbst.
2. Jeder Traum steht im Zusammenhang mit Ereignissen und Situationen im Leben des Träumers.
3. Der Traum überfordert nicht, sondern die in der Nacht erlebten Entscheidungen und Lösungen sind an die Fähigkeiten und die Möglichkeiten des Träumers geknüpft.
4. Nur der Träumer selbst kann seinen Traum deuten und verstehen.

Hier allerdings müssen die Menschen wieder den Bild-Sinn verstehen lernen. Sie müssen die Geschichten der Nacht zunächst wörtlich nehmen und sie mit den Bildern des Wachseins vergleichen. So kann man sehr schnell die verworrenen Bildfolgen selbst verstehen. Am Anfang braucht man Hilfe, und diese Hilfe bietet das Traum-Programm.

Die Öffnung des Unbewussten und die daraus resultierenden Bilder zeigen sich in der Regel sehr klar, sodass der Träumende mit der Zeit die Bedeutung seines Traums selbst interpretieren kann.

Indikationen Traum-Programm
Anregung der Traumaktivität, mentale Konfliktlösungs-Therapie.

Die Konfliktlösungs-Programme

Das Konfliktlösungs-Programm

Konflikte tragen alle Menschen. Zu fragen ist dabei, warum dies so ist. Wir glauben, dass diese Konditionierungen auch dazu beitragen, dass wir auf unserem Lebensweg Lernschritte machen, indem wir solche Konflikte lösen. Die Induktions-Therapie bringt das Gehirn des Menschen in den Bereich von 7,8 – 8,2 Hz. Dort, an der Grenze zwischen Wachen und Schlafen, haben wir Zugriff auf die tiefenbewussten Bereiche unseres Lebens. Wie Prof. Lozanov schon vor vielen Jahren erkannt hat, ist in diesem Frequenzbereich unseres Gehirns die Lernfähigkeit am höchsten. Wir beobachten, dass das Induktions-Programm dort eine große Chance hat, bestehende Konflikte sanft zu berühren, um diese mit der Zeit aufzulösen.

Indikation Konfliktlösungs-Programm
Lösen von Konflikten, Stärkung des Immunsystems.

Das Kinder-Programm 1

Das Kinder-Programm 1 ist auf Frequenzen zwischen 8 und 10 Hz ausgerichtet, weil das kindliche Gehirn überwiegend in diesem Rhythmus schwingt. Wir konnten jedoch erkennen, dass dies hauptsächlich für die Kinderjahre bis zum neunten Lebensjahr gilt. Danach ist der Rhythmus des Kindes hauptsächlich zwischen 8 und 12 Hz anzusiedeln. Deshalb haben wir ein neues Programm für Kinder geschrieben. Nach den neuen Erkenntnissen der Psychiatrie (Dr. Joseph D. Teicher) haben Belastungskriterien der Kindheit wie Schläge, Missbrauch, Konditionierungen und Konflikte Auswirkungen auf ein ganzes Leben. Wir wiederum haben bereits 1986 durch eine Praxisstudie (Dr. Greenberg) belegt, dass psychische Belastungen des Menschen vor der Pubertät so genannte Lateralitätsstörungen zur Folge haben. Dies deckt sich signifikant mit den Ergebnissen von Dr. Joseph D. Teicher.

Die Methodik der Esogetischen Medizin sieht die Verursachung vieler Erkrankungen der heutigen Zeit in solchen lateralen Störungen. Deshalb legen wir größten Wert auf die Anamnese der Kindheit. Auch konnten wir beobachten, dass – gleichgültig, wie alt ein Patient ist und unter welchen Beschwerden oder Erkrankungen er leidet – die Blockaden der Kindheit eine Verursachung darstellen. Heute trennen wir die Indikationen der beiden Kinder-Programme.

Indikation Kinder-Programm 1

Kindliche Ängste und Phobien, lymphatische Erkrankungen und Auto-Aggressionen, Lernschwierigkeiten, Hyperkinetisches Syndrom, Allergien und Abwehrmangel, Enuresis nocturna.

Wenn wir bei der Anamnese Konfliktbelastungen vor dem neunten Lebensjahr antreffen, so ist das Kinder-Programm 1 relevant. Gleiche oder ähnliche Belastungen nach dem neunten Lebensjahr verlangen das Kinder-Programm 2. Der Einsatz beider Programme ist unabhängig vom Alter des Patienten. Hier jedoch gilt der Hinweis: Je früher, desto besser.

Das Kinder-Programm 2

Während das Kinder-Programm 1 im Rhythmus zwischen 8 und 10 Hz schwingt, ist es jetzt die Frequenzschaukel zwischen 8 und 12 Hz, welche Konditionierungen und Konflikte im Lebensalter ab dem neunten Lebensjahr erreicht. Langjährige Beobachtungen bestätigen immer wieder unsere Arbeitshypothese, dass die Ereignisse vor Ende der Pubertät einen gravierenden Einfluss auf das Leben eines Menschen haben. Es lohnt sich bei Therapieresistenz die beiden Kinder-Programme im Wechsel einzusetzen. Dabei ist es zunächst gleichgültig, wie die Diagnosen lauten.

Die Esogetische Medizin hat eine Serie von Konfliktlösungen entwickelt mit denen wir tiefenpsychologische Blockaden auflösen können. Dabei handelt es sich um nonverbale Psychologie, d.h. dass wir ohne Suggestion des Menschen selbst die Lösung längst vergessener Ereignisse anstreben. Hierzu dienen auch alle Induktions-Programme und besonders beide Kinder-Programme.

Indikationen Kinder-Programm 2

Alle Indikationen wie Kinder-Programm 1, hier als Wechseltherapie mit Programm 2.

Als Basisbehandlung aller degenerativen Erkrankungen, bei psychischen Symptomen, bei allen kindlichen Erkrankungen ab dem neunten Lebensjahr, besonders wenn sie rezidivieren.

Beide Programme nehmen wir zu den Konfliktlösungs-Therapien hinzu, besonders wenn bei einem Patienten Lateralitätsstörungen diagnostiziert werden.

Die Gamma-Programme

Die neu entdeckten Gamma-Wellen (30 bis 100 Hz) des menschlichen Gehirns werden mit Spitzenleistungen, starker Fokussierung und mystisch-transzendenten Erfahrungen in Verbindung gebracht.

Das Gamma-Frequenzband scheint die übergeordnete Steuerungsfrequenz des Gehirns zu sein. Man vermutet, dass dadurch höhere Wahrnehmung und Erkenntnis möglich werden.

Gamma-Wellen synchronisieren die Wahrnehmung

Bei jeder Wahrnehmung sind die unterschiedlichsten Regionen des Gehirns gefordert, die weit über das ganze Gehirn verteilt sind. Die betroffenen Neuronen schwingen absolut synchron in der gleichen Frequenz und wahrscheinlich ist das Gamma-Frequenzband der Impulsgeber.

Von vielen Wissenschaftlern wird die Leistung der Gamma-Wellen als neuronale Bindung an Raum und Zeit bezeichnet. Vermutet wird auch, dass diese Wellenformen dem Menschen das Zeitempfinden vermitteln.

Amerikanische Wissenschaftler untersuchten tibetanische Mönche bei deren Meditationen. Dabei stellten sie die Dominanz der Gamma-Wellen im Gehirn der untersuchten Mönche fest. Hier prägte man den Begriff Glückseligkeit und vermutet, dass bei allen Deja vu-Erlebnissen die Dominanz der Gamma-Wellen im Gehirn vorhanden ist.

Durch die Gamma-Wellen kommt es zu einer höheren, ganzheitlichen Wahrnehmung und Erkenntnis. Eventuell scheint hier eine Verbindung zur ebenfalls diskutierten Hyperkommunikation zu bestehen. Auch diskutiert man den Zusammenhang mit Spontan-Remissionen, die weltweit immer mehr zu beobachten sind.

Durch die umfassenden Diskussionen bezüglich der Gamma-Wellen wurden die beiden Programme Gamma kurz und Gamma lang entwickelt.

Gamma lang-Programm

Das Lang-Programm soll die Fähigkeit zur höchsten Konzentration anregen. Gleichzeitig wird dadurch die Wahrnehmung dessen was ist verstärkt. Bei jeder Erkrankung scheint das Verhältnis zwischen den willkürlichen und unwillkürlichen Rhythmen gestört zu sein. Durch das Programm Gamma lang sollen diese Funktionen mit der Zeit harmonisiert werden. Dadurch wirken weitere therapeutische Maßnahmen wesentlich besser und vor allem schneller.

Die Gamma-Wellen sollen Mitgefühl, Zuwendung und das Gefühl von Glück vermitteln, welche gerade in heutiger Zeit nicht unbedingt überall anzutreffen sind. Sie werden auch mit Spitzenleistungen, einem hohen Informationsfluss und transzendenten Erfahrungen in Verbindung gebracht.

Gamma kurz-Programm

Das Programm Gamma kurz hat ähnliche und verkürzte Rhythmik des Gamma lang und soll dabei die Synchronisation des Gehirns sanft anregen. Dies hilft dann die Konzentrationsfähigkeit und Fokussierung zu verstärken. Wie wir beobachten, werden dadurch auch Belastungen der Körpersysteme erreicht und diese können durch die induzierten Gamma-Frequenzen harmonisiert werden.

Mit Gamma kurz kann man, wie bei den anderen Kurz-Programmen (z. B. PowerNap) die Behandlung über spezifisch definierte Körperzonen applizieren.

Gamma 40-Programm

Die neue Erkenntnis bei diesem Programm war, dass man Gamma-Frequenzen um 40 Hz mit den Alpha- und Theta-Frequenzen kombinieren sollte. Das Gamma 40-Programm hatte ich als Einstieg in die spezifische Behandlung gedacht. Heute wissen wir durch umfangreiche Testungen und die Reaktionen der Patienten, dass dieses Programm bereits eine Umkehr im autoaggressiven Verhalten von Gehirn und Körper bedeutet.

Heute setzen wir es als Basistherapie bei allen Erkrankungsformen ein. Deshalb hat dieses Programm ganz spezifische Indikationen, wie z. B. Aktivierung im Bereich des limbischen Systems, besonders des Hippokampus und der Amygdala, die im Moment auch bei den neurologischen Wissenschaften im Fokus stehen.

Auch das Gamma 40-Programm kann über entsprechend gefundene und zugeordnete Zonen und Punkte appliziert werden. Ich denke dabei auch an die Thalamus-Reflexfelder oder auch an die heute bekannten Steuerungsbereiche, die bei uns allen einen spezifischen Reflexbereich besetzen.

Konflikt T1 und Konflikt T2

Der Rhythmus oder die Vibration eines Menschen ist individuell. Jede Zelle, jedes Organ oder System verfügt über ein individuelles Schwingungsverhalten, welches abhängig vom Frequenzverhalten ist. Dies versteht man heute als Information. Der einfachste Weg spezifische Informationen zu applizieren ist die Induktion. Heute muss man davon ausgehen, dass erkrankte Menschen, gleichgültig welches Beschwerdebild man antrifft, dem Kollektiv des Lebens gegenüber eine veränderte Eigenschwingung besitzen.

Das Leben versucht immer durch die harmonische gesunde Kollektivschwingung erkrankte Zellen, Organe und Systeme wieder zu synchronisieren. Bei lange bestehenden und schweren Belastungen des Körpers oder der Seele kann dies nicht mehr erfolgen. Das erkrankte Milieu nimmt die regulierenden Informationen des Ganzen nicht mehr an und der Kreislauf des Leidens beginnt. Empirisch weiß man heute, dass lange vergangene Konflikte und Traumata bis hin zu pränatalen Störungen und Belastungen Blockaden aufbauen, welche die übergeordnete Steuerung nicht mehr auflösen kann. Die regulierenden Impulse und Informationen aus dem Thalamusraum verlieren ihre Zielprojektion und somit verselbständigt sich das Krankheitsgeschehen.

Die Induktions-Programme Konflikt T 1 + 2 entstanden aus dem heute feststehenden Wissen, dass der Mensch im Rhythmus von 0,5 bis 100 Hz schwingt. Alle Rhythmen entstehen im Thalamusraum und die Induktions-Therapie spiegelt diesem Raum der Steuerung alle systemimmanenten Informationen. Dadurch kommt es von oben nach unten gedacht zum Mitschwingen vibrierender Zellen und Zellverbände. Die Regulation erfolgt also dort, von wo letztendlich alle Blockaden ausgehen.

Die Stress-Programme

Zum Thema Stress sind wir schon auf Seite 18 eingegangen. Gerade in der heutigen Zeit, in der die Menschen nach immer mehr streben und um immer mehr kämpfen, ist die Stresssituation quasi zur absoluten Gefahr für Gesundheit und Leben geworden. Die permanente Spannung wird im Laufe der Zeit beim gestressten Menschen regelrecht programmiert. Er befindet sich in einem Teufelskreis, in dem die sinnvolle Spannung und Leistungsbereitschaft des Körpers nicht mehr abgebaut werden kann. Damit wird der Leistungsstress zum Konfliktstress.

StressBasis-Programm

Grund-Programm zur Lösung psychischer Verkrampfungen. Einstieg in die Stresstherapie, bei psychischen Krampfzuständen und in Konfliktsituationen.

StressImmun-Programm

Zur Regulation des immunologischen Systems. Degenerative Erkrankungen im Zusammenhang mit dem Immunsystem, rheumatischer Formenkreis, Krebs (als Adjuvans), Allergien, Mykosen, lymphatische Diathese und prophylaktisch zur Abwehrsteigerung.

StressHormon-Programm

Grundprogramm bei endokrinen Regulationsstörungen. Angezeigt unter anderem bei Impotenz/Frigidität, dem hormonell-neurovegetativen Symptomenkomplex, Störungen der Libido, Osteoporose, während des Klimakteriums und in der Pubertät.

StressKrampf-Programm

Basisinduktion bei Migräne und Cephalgien. Darüber hinaus geeignet bei allen Formen von Spasmen, Schulter- und Nackenbeschwerden und Nabelkoliken bei Kindern (hier ab 6. Lebensjahr).

Die Cerebralen/Mentalen Programme

Schon 1986 entstanden die drei mentalen Programme Cerebrales Training, Erinnerung und Lern-Programm.

Die ausgesuchten Frequenzen und Schwingungsmuster sind so aufgebaut, dass die Behandlung des Gehirns und aller Funktionsstörungen dort über die mentalen Programme erreicht werden kann. Gestörte, verschüttete oder überlagerte Schwingungsrhythmen des Gehirns können hierbei rehabilitiert werden. Dies wirkt sich besonders günstig auch bei den pathologisch veränderten Gewebsbelastungen des Gehirns aus.

Wenn es Hinweise auf die zugeordneten Indikationen (siehe dort) gibt, dann können die drei Programme an mehreren Tagen hintereinander appliziert werden. Sie sind jedoch auch einzeln einsetzbar, wenn sich dies aus dem Beschwerdebild des Patienten ergibt.

Cerebral-Programm

Zur Schärfung der Intellektualität und Aktivierung der Gehirntätigkeit in allen Wellenbereichen. Auch angezeigt bei Arteriosklerose sowie versuchsweise bei Mb. Alzheimer und Mb. Parkinson.

Lern-Programm

Schwingt im Frequenzbereich zwischen 5 bis 14Hz, der auch als Grundlage der Super-Learning-Methode gilt. Lernschwäche, Konzentrationsmangel, Seh- und Hörschwäche, Vergesslichkeit, Koordinationsstörungen, Arteriosklerose und Prüfungsängste.

Erinnerungs-Programm

In Kombination mit dem Cerebral-Programm und dem Lern-Programm Steigerung der intellektuellen Fähigkeiten. Anregung der Kreativität und Steigerung der cerebralen Durchblutung.

Cerebral P-Programm

Angeregt durch die Veröffentlichung über den Parasiten Toxoplasma Gondii in der New York Times vom August 2014 habe ich für die Induktions-Therapie ein spezielles Programm entwickelt.

Alle Lebewesen haben einen eigenen spezifischen und individuellen Rhythmus. Schon durch die überragenden Arbeiten von Frau Dr. Hulda Clark wusste man von den krankmachenden Erregern und besonders den Parasiten.

Der einzellige Organismus mit dem Namen Toxoplasma Gondii hat nach den Erkenntnissen der Wissenschaftler die Eigenschaft den Wirt zu manipulieren. Dies soll so weit gehen, dass der Parasit bei seinem Wirt die Gedankenkontrolle übernimmt. Ob dies bei allen anderen Parasiten genauso ist, wissen wir nicht. In jedem Fall aber belasten Parasiten den Menschen und können ihn krank machen.

Das Induktions-Programm spiegelt dem Parasiten einen konstruktiven Rhythmus, der den destruktiven Rhythmus des Parasiten auflöst.

Cerebral A-Programm

Ähnlich wie beim Parasiten-Programm ist das Archonten-Programm auf die Beeinflussung des menschlichen Gehirns durch negative Entitäten von außen ausgerichtet.

Dieter Broers schreibt in seinem Buch Der verratene Himmel auf der Seite 162:

„Archonten sind negative Kontrolleure der Menschheit.
Anorganische überdimensionale Entitäten.
Bezieht sich auf ägyptische Texte, die in Nag Hammadi
gefunden wurden."

Im weitesten Sinn geht es darum, alles was hypnotisch auf uns einwirkt, zu blockieren oder abzuweisen. Hier sind dann auch die bereits im Menschen wirkenden Anhaftungen mit eingeschlossen, welche wir alle tragen und die von uns selbst erzeugt wurden (Elementale, festsitzende Gedankenstrukturen).

Das Archonten-Programm der Induktions-Therapie bedient sich einer Schaukelfrequenz, welche zwischen 14 Hz und 7,8 Hz abläuft, also den Alpha-Rhythmus bedient. Hier im Ruhebereich des menschlichen Gehirns werden Fremdinformationen nicht nur erkannt, sondern können auch abgewiesen werden. So können fremde, den Verstand (das Ego) des Menschen beeinflussende Informationen abgewehrt werden. Archonten sind Verstandes- Parasiten. Bedenken wir, dass bestimmte Computer-Viren die Hardware des Computers so programmieren können, dass er sich selbst zerstört. Ähnlich ist es bei den Geist-Parasiten, zu denen die Archonten gehören.

Mental D-Programm

Durch die positiven Beobachtungen der Induktions-Therapie mit den bisher zur Verfügung stehenden Programmen waren wir auf der Suche nach geeigneten Rhythmen, die man bei den zunehmenden kognitiven Veränderungen, wie z. B. bei Demenz-Erkrankungen, zur Regulation einsetzen könnte.

Es waren viele empirische Forschungen notwendig, bis wir eine Rhythmusfolge gefunden hatten, die den Bedürfnissen der an Demenz erkrankten Menschen gerecht wurde und helfen kann, zumindest zum Teil die Erinnerungen wieder zu finden.

Der besondere Anspruch, den dieses Programm hat, ist bereits die Vorbeugung vor kognitiven Belastungen und Veränderungen.

Die Basis der Überlegungen zu diesem Programm sind Veröffentlichungen von Wissenschaftlern, die berichten, dass die von kognitiven Belastungen betroffenen Menschen lange an Schlaf- oder Schlafrhythmus-Störungen gelitten haben. Auch Traumata in der Kindheit können, wie Neurologen berichten, im Laufe des Lebens zur Demenz oder auch anderen schweren Erkrankungen führen.

Prof. Meike Needergard und Prof. Steven A. Goldmann erforschen seit 2011 das Gehirn bezüglich dessen Entlastung. Sie entdeckten das glymphatische System des Gehirns. Dieses Kanalsystem leitet besonders während des Schlafes Abfallstoffe aus dem Gehirn ab. Beide sind der Meinung, dass dieses System bei der Entstehung von Alzheimer und Demenz oder auch Parkinson eine besondere Rolle spielt.

Bei Belastungen der Schlafrhythmik wird das glymphatische System gestört und kann dann im Schlaf das Gehirn nicht mehr richtig entsorgen. Damit verliert der Körper mit der Zeit die Fähigkeit zur Regeneration, sowohl körperlich (Delta-Rhythmen) als auch im Gehirn und Nervensystem (REM-Phasen = Tetha-Rhythmus).

Die Programme Cerebal, Lernen, Degeneration und besonders Gamma 40 können je nach Indikation mit dem Mental D-Progamm kombiniert werden.

Das Mental D-Programm kann nicht versprechen, kognitive Belastungen wie Demenz-Erkrankungen zu heilen. Erfreulich jedoch ist, dass eine Vielzahl von Patienten sich wesentlich stabiler fühlen und wieder mehr am Leben teilnehmen können.

Die Psyche-Programme

Die Ursachen und Hintergründe für die Belastungen der Psyche sind vielfältig und immer noch nicht ausreichend erklärt. Auf der körperlichen Ebene ist es der Hirn-Stoffwechsel bei dem z.B. die Botenstoffe Serotonin und/oder Noradrenalin keine optimale Konzentration besitzen. Ist dabei das Gleichgewicht dieser Stoffe gestört, werden die Impulse (Rhythmen) zwischen den Gehirnzellen nicht mehr richtig übertragen. Weiterhin treten depressive Verstimmungen bei schweren körperlichen Erkrankungen auf.

Ebenso ist das Gleichgewicht der endokrinen Drüsen von Bedeutung. Auch dauernde Stressbelastungen, die wiederum Schlaf- oder Schlafrhythmusstörungen zur Folge haben, werden als Ursache für Depressionen angenommen. Bei jedem Patienten sind die Ursachen, Symptome und Hintergründe anders ausgeprägt. Angst, Phobien, Panikattacken, Verlust des sexuellen Verlangens oder aber auch dauernde Konflikte mit sich selbst oder anderen können Depressionen auslösen. Diskutiert wird auch eine eventuelle genetische Determinierung.

Auf Grund der vielen Möglichkeiten der Symptomenbilder habe ich die Programme Depression 1 bis 3 in Psyche 1 bis 3 umbenannt.

Psyche-Programm 1

Bei Depressionen ohne Angst, bei Müdigkeit, Lustlosigkeit, Abgeschlagenheit und zur Rekonvaleszenz. **Das Programm sollte nicht während der manischen Phase einer Depression appliziert werden, da es aktivierend wirkt.**

Psyche-Programm 2

Bei manischen Phasen der Depression, Unruhe- und Angstzuständen, zur tiefen Entspannung. Auch bei Erhöhung von Cholesterin, Triglyceriden und Gamma-GT sowie bei vegetativen Magen-Darmbeschwerden.

Psyche-Programm 3

Bei menstruellen, klimakterischen und pubertären Depressionen, zur Behandlung endokriner Regulationsstörungen.

Weitere Programme

Degeneration

Die Frequenzfolge dieses Programms bezieht sich auf die NON-REM- und die REM-Phasen in der Nacht. Ähnlich wie beim Traum-Programm werden 30 Minuten lang die Rhythmen dort gewechselt, um danach weitere 15 Minuten rhythmisch den Alpha-Bereich zu durchlaufen. Wir konnten beobachten, dass dadurch starre Strukturen innerhalb der Organe und Zellen dynamisch werden können. Heute gilt das Programm der Degeneration als Basis-Programm degenerativer Erkrankungen. Vor jeder Therapie kann dieses Programm eingesetzt werden und die Erfolge bei den Patienten liegen überdurchschnittlich hoch.

Indikationen Degeneration-Programm

Basistherapie bei allen degenerativen Erkrankungen, Wirbelsäulen- und Gelenkerkrankungen, rheumatischen Veränderungen.

Wechsel-Programm zu den cerebralen Frequenzen, besonders bei Arteriosklerose und Konzentrationsstörungen. Grund-Programm für die Behandlung von Schmerzerkrankungen.

Erwachen

Bei diesem Programm geht es um Erkrankungen und Belastungen welche mit dauernder Müdigkeit und Erschöpfung einhergehen. Auch bei Aufbraucherscheinungen und Altersbeschwerden hat das Programm Erwachen besondere Wirksamkeit. Wir beobachten außerdem, dass dieses Programm auch bei Wetterfühligkeit, Frühjahrsmüdigkeit und Überlastungssyndromen erfolgreich ist. Die Frequenzpakete liegen zwischen 12 und 24 Hz und werden im stetigen Wechsel induziert. Die Rhythmusfolge bringt den behandelten Patienten oft unmittelbare Erleichterung ihrer Beschwerden.

Indikation Erwachen

Erschöpfung, Rekonvaleszenz, unüberwindbare Müdigkeit, Altersbeschwerden, Wetterfühligkeit, Frühjahrsmüdigkeit, Überlastungssyndrome in jedem Alter, Adjuvans bei Schwersterkrankungen. Versuchsweise auch bei Systemerkrankungen.

PowerNap-Programm

Zunächst ist das PowerNap-Programm für den täglichen Stress geschrieben worden. 15 Minuten am Tag angewendet, kann eine Belastung des Menschen durch Beruf oder äußere Einflüsse abgebaut werden.

Eine Besonderheit hat dieses Induktions-Programm. Es kann je nach Stressform über definierte Zonen am Körper appliziert werden.

Beispiele:

1. Stress, der den Magen und Solarplexus belastet.
2. Kieferbelastungen die mit nächtlichem Zähneknirschen, mit Zahnmahlen oder mit dem inneren Festhalten an Dingen verbunden sind.
3. Ausgleich über Regulation der unwillkürlichen und willkürlichen Rhythmen des Lebens.
4. Stress, der Herz-Kreislaufprobleme zur Folge hat.

Indikation PowerNap

Abbau der täglichen Stressbelastungen, Kurzregeneration.

Sucht – Grundprogramm bei Suchtbelastungen

Nach unseren Beobachtungen hat jede Suchterkrankung mit sehr frühen Konflikten und Blockaden der Entwicklung zu tun. Das Frequenzband von 7–14 Hz schwingt in einem Bereich, wo wir diese kindliche Konditionierung erreichen können. Damit können Lösungen dieser Determinierungen sanft herbeigeführt werden.

Indikation Sucht-Programm

Basis-Programm bei allen Formen der Suchtbelastungen.

PowerNap-Team-Programm

Die Individualität des Menschen impliziert, dass jeder eine eigene unverwechselbare Rhythmik lebt. Diese strahlt er nach außen, denn wie man weiß, sind Gedanken elektromagnetische Wellenformen, die man noch in größerer Entfernung messen und zuordnen kann. Trotz der Individualität sind wir alle an das so genannte kollektive Bewusstsein angeschlossen und müssen, ob wir wollen oder nicht, mit der Welt so wie sie ist interagieren. Schon immer war es so (seit der Steinzeit), dass der Mensch im Team viel größere Leistungen vollbringen konnte als allein, ohne dabei seine Individualität aufzugeben.

Dies waren die Grundgedanken, die mich veranlassten, ein solches Team-Programm für die Induktions-Therapie zu schreiben. Bei der Anwendung des Synapsis 2 können 2 Personen angeschlossen werden und in einer besonderen Weise verschmelzen. Diese Überlegung kann auf die Partnerschaft, auf die Familie (Eltern, Kinder, Geschwister, etc.), auf den Freundeskreis aber auch auf das berufliche Umfeld übertragen werden.

Alles in allem kann dieses Programm dazu beitragen, dass sich die Menschen wieder miteinander verstehen und die oft vorhandenen egozentrischen Verhaltensweisen zugunsten des Teams aufgeben können. So kann es dann zu einem harmonischen Miteinander kommen.

Meditations-Programm

Meditation ist eine wunderbare Methode, um zu sich selbst zu kommen. Wenn wir uns nach innen konzentrieren, dann sollte dies ohne Ziele oder Absichten erfolgen. Man ist im Hier und Jetzt als stiller Beobachter, ohne dass man das Geschehen bewertet. So können die permanenten Gedankenströme zur Ruhe kommen.

Dies bedeutet für mich, dass wir uns dieser inneren (impliziten) Welt zuwenden können. Unser Anliegen ist, dass wir unsere Blockaden und Spannungen erkennen und diese lösen.

So habe ich ein Programm mit dem Namen Meditation geschrieben, um eine Unterstützung bei der Meditation anzubieten. Dieses Programm kann Menschen helfen in ihre eigene innere Ruhe zu finden und immer mehr innere Tiefe beim Meditieren zu erreichen. Wiederholt angewendet ändert sich unser Leben und wir kommen immer leichter in die Stille oder die Leere in uns.

Sie können das Meditations-Programm täglich, auch zu anderen Programmen, anwenden.

Die spezifische Applikation über die zweifachen Reflexbereiche

Die spezifische Applikation über die zweifachen Reflexbereiche, Zonen und Punkte

Durch die lange Erfahrung mit der Anwendung der Induktions-Programme und der punktuellen Induktion haben wir für das Synapsis home 2 unterschiedliche Applikationsbereiche beschrieben.

Für die spezifischen Reflexbereiche stehen drei Kurzprogramme zur Verfügung:

- Das PowerNap-Programm, Laufzeit 15 Minuten
- Das Gamma kurz-Programm, Laufzeit 10 Minuten
- Das Gamma 40-Programm, Laufzeit 20 Minuten

Wiederholen wir die Indikationen der Programme.

Indikation PowerNap:

Zunächst ist das PowerNap-Programm für den täglichen Stress geschrieben worden. 15 Minuten am Tag angewendet, kann eine Belastung des Menschen durch Beruf oder äußere Einflüsse abgebaut werden.

Eine Besonderheit hat dieses Induktionsprogramm: Es kann je nach Stressform über definierte Zonen am Körper appliziert werden.

Indikation Gamma kurz:

Das Kurzprogramm soll die Synchronisation des Gehirns sanft anregen. Hier kann man, wie bei den anderen Kurzprogrammen, die Behandlung über spezifisch definierte Körperzonen applizieren. Dies hilft dann die Konzentrationsfähigkeit und Fokussierung zu verstärken. Wie wir beobachten, werden dadurch auch Belastungen der Körpersysteme erreicht und diese können durch die induzierten Gamma-Frequenzen harmonisiert werden.

Indikation Gamma 40:
Auch das Gamma 40-Programm kann über entsprechend gefundene und zugeordnete Zonen und Punkte appliziert werden.

Dieses Programm hat ganz spezifische Indikationen, wie z. B. Aktivierung im Bereich des limbischen Systems, besonders des Hippokampus und der Amygdala, die im Moment auch bei den neurologischen Wissenschaften im Fokus stehen. Ich denke auch an die Thalamus-Reflexfelder oder auch an die heute bekannten Steuerungsbereiche, die bei uns allen einen spezifischen Reflexbereich besetzen.

Die Zonen der willkürlichen und unwillkürlichen Rhythmen (Hod und Netzah)

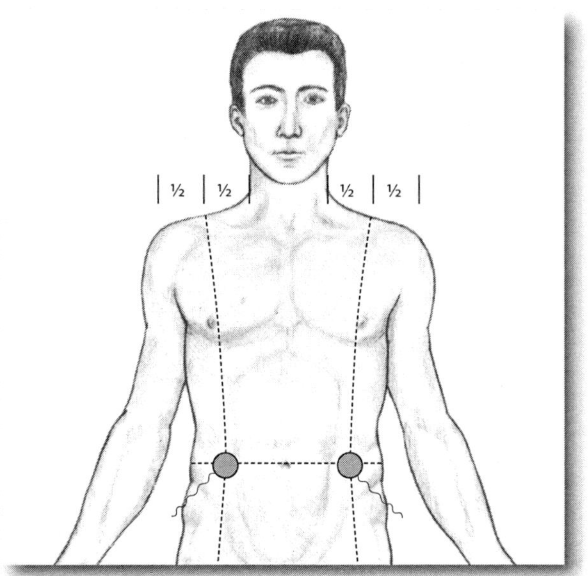

Die Zonen der willkürlichen und unwillkürlichen Rhythmen

Auf Höhe des Nabels liegen die Zonen der willkürlichen und unwillkürlichen Rhythmen des Lebens Hod und Netzah – siehe auch Lebensbaum, Seite 94). Hier gleichen wir Belastungen aus, welche die natürlichen Rhythmen stören und so ein Ungleichgewicht erzeugen.

Lage der Zonen:
Im Schnittpunkt einer horizontalen Linie vom Nabel ausgehend mit der vertikalen Linie von der Schultermitte nach unten.

Programm: PowerNap und Gamma kurz

Die Reflexzonen des Kiefergelenks

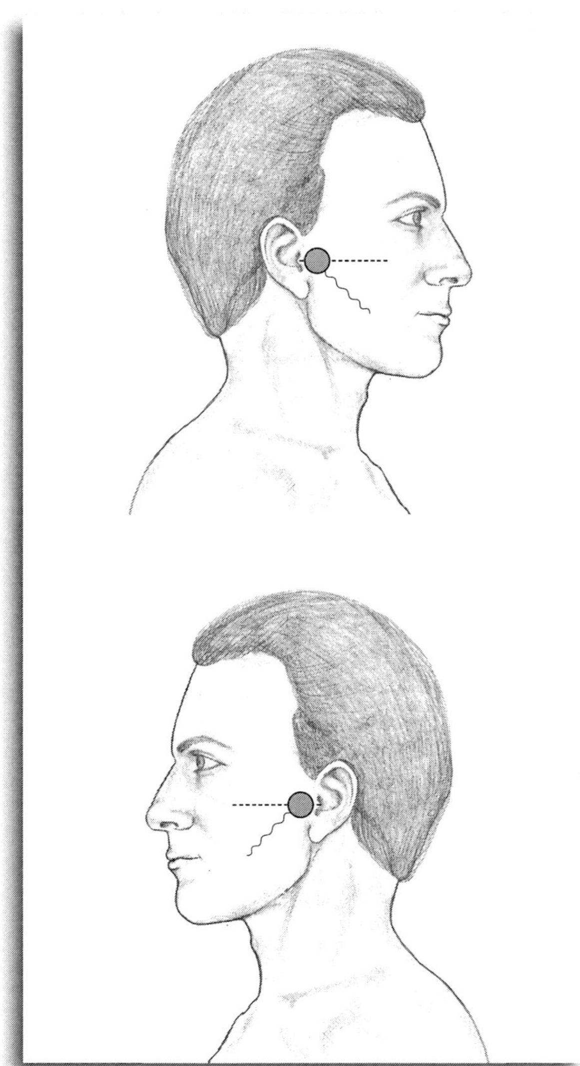

Die Reflexzonen des Kiefergelenks

Die Indikation dieser Zonen bezieht sich darauf, dass der Mensch nicht loslassen und verarbeiten kann. Man beobachtet nächtliches Zähneknirschen oder das dauernde mit den Zähnen mahlen. Im Hintergrund stehen immer lange bestehende Konfliktbelastungen.

Lage der Zonen:
Die Zone befindet sich jeweils vor dem Ohr über dem Kiefergelenk.

Programm: PowerNap

Die Reflexzonen der Kieferhöhle

Die Reflexzonen der Kieferhöhle

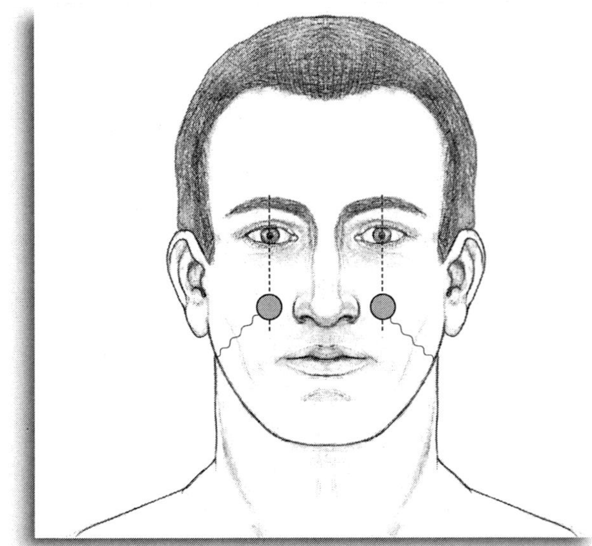

Bei der Esogetischen Medizin gelten die Kieferhöhlen als Zentrum zellulärer Informationen. Von hier aus gibt es Verbindungen zu den Odontonen, was im negativen Fall zur Fokaltoxikose führen kann. Beschwerden in den Beckengelenken und besonders in den Iliosakral-Gelenken stehen dabei in Beziehung. Für die Esogetische Medizin ist dieses Reflexgebiet für den gesamten Lymphfluss des Kopfes von Bedeutung.

Lage der Zonen:
Der Mittelpunkt dieser Zonen liegt auf einer Linie, welche durch das geradeaus blickende Auge nach unten zieht, am Rand der Wangenknochen.

Programm: Gamma 40, PowerNap

DIE REFLEXZONEN DER UNTERARME AUSSEN – 3E 5

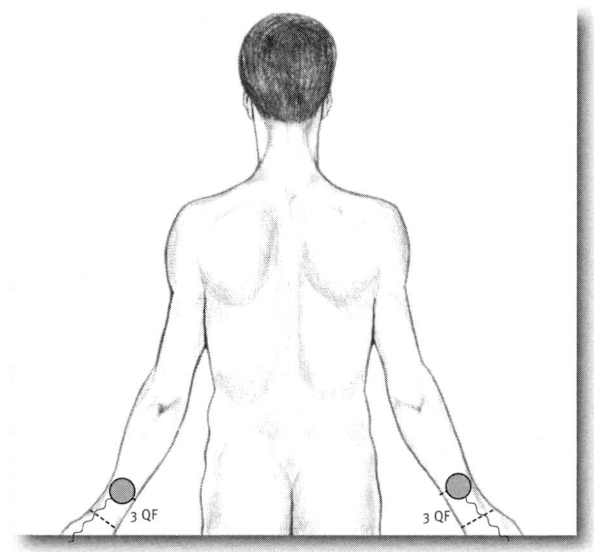

Die Reflexzonen der Unterarme außen 3E 5

Für die Esogetische Medizin ist dieser Akupunkturpunkt von besonderer Bedeutung und bezieht sich auf den rheumatischen Formenkreis, insbesondere Nacken/Schulter, Ellenbogen und Handgelenke sowie Steifigkeit der Finger. Unabhängig von den umfangreichen Indikationen dieses Punktes gilt er bei der Esogetischen Medizin als Zentrum aller rheumatischen Beschwerden. Besonders das Programm Gamma kurz hat beim Akupunkturpunkt 3E 5 Priorität. Dies auch, weil die Indikationen des Punktes meist die Stase reflektieren und das Gamma kurz-Programm diese Belastung eventuell überwinden kann.

Lage der Zonen:
3E 5 liegt ca. 3 Querfinger von der äußeren Handbeugefalte nach hinten in der Mitte des Unterarms.

Programm: Gamma kurz, Gamma 40, PowerNap

Die Reflexzonen der Unterarme innen – KS 6

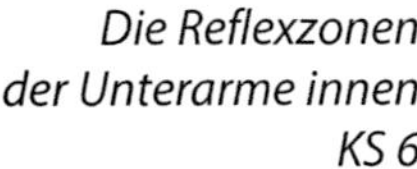

Die Reflexzonen der Unterarme innen KS 6

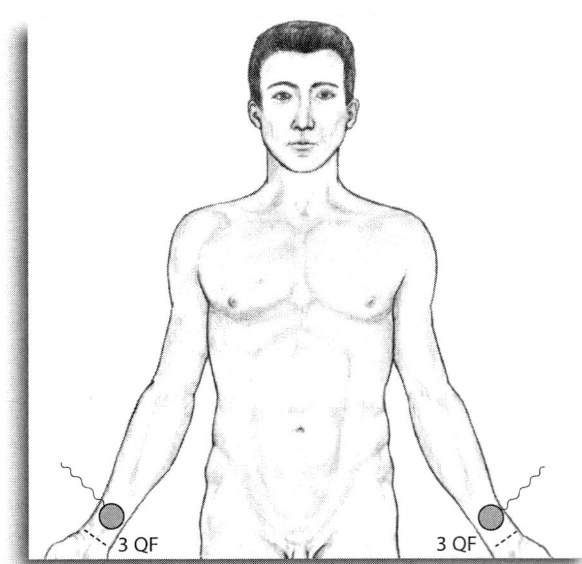

Die Indikationen beziehen sich einerseits auf das Nervensystem und hier insbesondere auf Angst, Unruhe, Depressionen, Vergesslichkeit, Schlaflosigkeit und schnelle Erregbarkeit (auch sexuell). Andererseits ist diese Zone wichtig bei rheumatoiden Beschwerden die alle Gelenke betreffen. Hier scheint es eine Verbindung zu dem vorher besprochenen Punkt (3E 5) zu geben, der exakt gegenüber liegt. Zu sagen wäre in diesem Zusammenhang noch, dass bei der Esogetischen Medizin an der Handgelenk-Innenseite die Zone der Freude liegt, die man am Morgen mit ein bis zwei Tropfen Esogetischem Wildkräuteröl^{relax} behandeln kann.

Lage der Punkte:
Der Punkt KS 6 liegt ca. 3 Querfinger von der inneren Handbeugefalte nach hinten in der Mitte des Unterarms.

Programm: Gamma 40, PowerNap

Die Reflexzonen in der Mitte des Schulterblatts

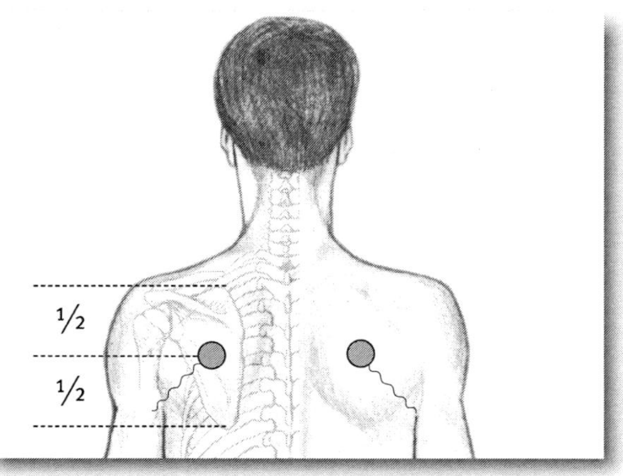

Die Reflexzonen in der Mitte des Schulterblatts

In der Mitte beider Schulterblätter findet man die Zonen der Entfaltung. Diesen Namen habe ich gewählt, weil traurige Menschen oder solche, die vom Leben nicht sonderlich bevorzugt sind, gebeugt mit hängenden Armen durchs Leben gehen. Sie können sich nicht aufrichten und klagen oft über Schmerzen in der Brustwirbelsäule. Oft wurden diese Menschen in ihrer Kindheit (meist vor dem 6. Lebensjahr) unterdrückt und konnten sich nicht entfalten. Dies nehmen sie in das spätere Leben mit und ihre Glaubenssätze beziehen sich immer wieder auf das gleiche Muster: „Ich bin vom Leben benachteiligt, nichts gelingt, Familie und alle anderen Menschen belasten mich und laden alles auf mir ab. Ich kann mich nicht durchsetzen, alles hat keinen Sinn." So oder ähnlich artikulieren sich diese Menschen in der Praxis.

Lage der Zonen:
In der Mitte der Schulterblätter.

Programm: PowerNap
Hier kann man im Wechsel mit dem Konfliktlösungs-Programm arbeiten, welches über die beiden Handgelenke appliziert wird.

Die Reflexzone Yesod vorn und hinten

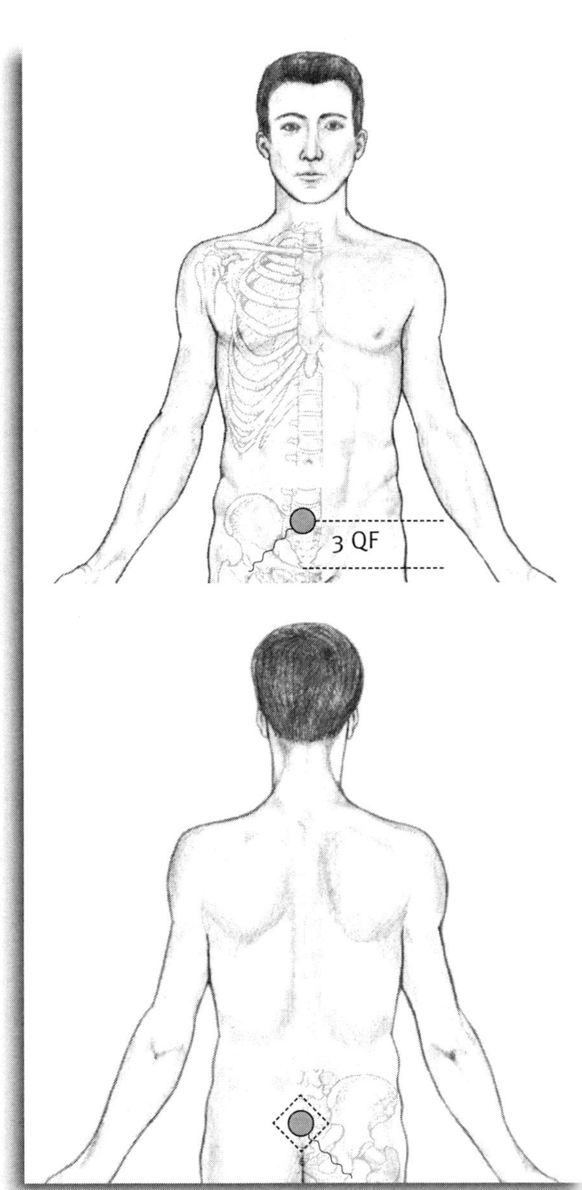

Die Reflexzone Yesod vorn und hinten

In diesem Gebiet liegen nach unseren Beobachtungen wichtige Reflexzonen. Vorn bezieht sich diese Zone auf den Hinterkopf, die Medulla oblongata und das Kleinhirn. Hinten bekommen wir Verbindung zum Hypothalamus und allen damit im Zusammenhang stehenden Indikationen. Diese Möglichkeit der Behandlung ist für uns in Bezug zur Steuerung des Gehirns von Wichtigkeit. Gleichzeitig können Spannungen und Schmerzen im unteren Rücken behandelt werden.

Bei Yesod im Lebensbaum geht es symbolisch vor allem um den individuellen Menschen.

Siehe auch Lebensbaum, Seite 94.

Lage der Zonen:
Der Mittelpunkt vorn liegt 3 Querfinger oberhalb des Schambeins auf der Mittellinie. Der Mittelpunkt hinten liegt in der Mitte des Kreuzbeins (Hypothalamuspunkt).

Programm: Gamma 40, PowerNap

Die Reflexzone oberhalb und unterhalb des Nabels

Die Reflexzone oberhalb und unterhalb des Nabels

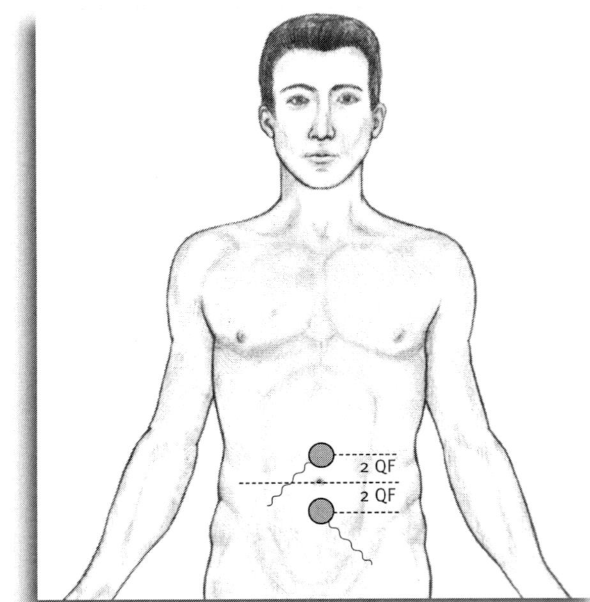

Das Prinzip des umgedrehten Menschen zeigt oberhalb des Nabels die Zone für den Schulterbereich vom 7. Halswirbel nach unten. Unterhalb erstreckt sich die Halswirbelsäule vom 7. Halswirbel nach oben. Bei allen Beschwerden in diesen Bereichen lohnt es sich vor anderen Behandlungen reflektorisch dort einzuwirken.

Lage der Zonen:
Die Punkte liegen 2 Querfinger oberhalb und unterhalb der Mitte des Bauchnabels.

Programm: PowerNap

Die Reflexzonen des Oberbauches

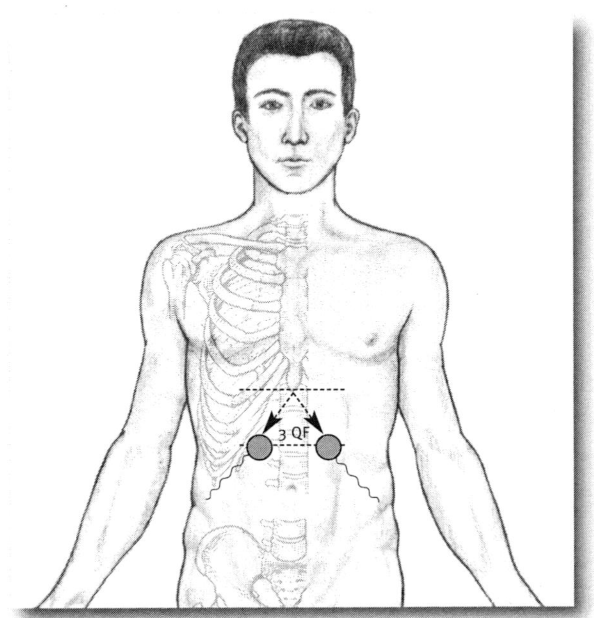

Die Reflexzonen des Oberbauches

Sehr oft klagen die Menschen über Oberbauchschmerzen oder Belastungen dort, ohne dass ein medizinischer Befund diese Beschwerden erklären könnte. Meist sind es permanente Emotionen die einerseits den Solarplexus belasten und andererseits die Funktionen von Leber und Galle stören. Auch auf das Pankreas ist hierbei zu achten.

Lage der Zonen:
Von der Sternumspitze 3 Querfinger entlang des Rippenbogens links und rechts.

Programm: PowerNap

Die Reflexzonen der Angst vorn

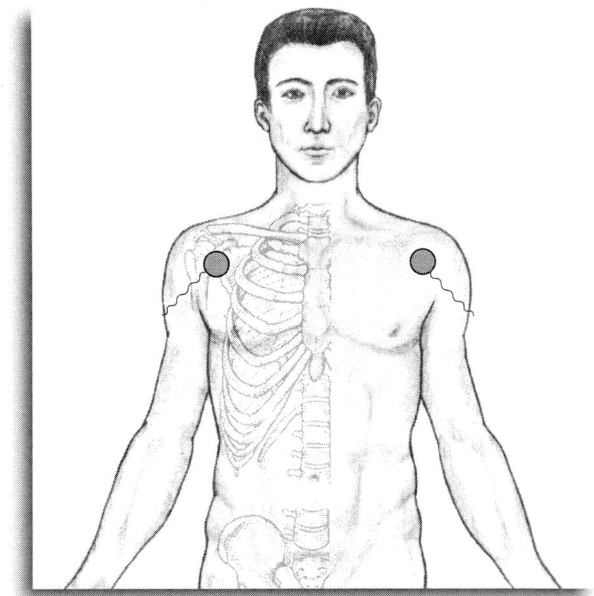

Die Reflexzonen der Angst vorn

Schon lange behandeln wir die Zonen unterhalb des Schultergelenks vorn bei Menschen, die immer wieder über Ängste klagen. Darüber hinaus sind diese Zonen immer von Bedeutung, wenn man Schmerzen oder Belastungen in den Kniegelenken antrifft. Der Zusammenhang scheint darin zu liegen, dass man symbolisch bei Ängsten den Schritt nach vorn nicht machen kann. Hierzu braucht man das Knie.

Lage der Zonen:
In der Schulterkuhle vorn.

Programm: PowerNap und Gamma kurz

Behandlung der Hüfte

Eine weitere exzellente Möglichkeit, das Gamma 40-Programm zu applizieren, stellen beide Hüftgelenke direkt über der Trochanter-Spitze dar.

Indikation:
Schon vor vielen Jahren erkannten wir, dass sich hier eine Zone befindet, die mit der Individualität des Menschen zu tun hat. Dies haben wir von den induzierten Träumen abgeleitet, über welche die entsprechenden Patienten berichteten, nachdem sie dort täglich das Esogetische Wildkräuteröl^relax vor dem Schlafen eingerieben hatten. Heute steht für uns fest, dass es sich bei diesen beiden Reflexzonen um übergeordnete Sektoren handelt. Man kann dabei den Zusammenhang mit der Individualität des Einzelnen und damit eine Verbindung zum Plan oder Exposé des Menschen erkennen. Nach allen Beobachtungen können wir heute sagen, dass das Gamma 40-Programm Einfluss auf die innere (implizite) Welt des Menschen hat. Dabei reguliert und aktiviert es blockierte oder verschüttete Lebensinformationen.

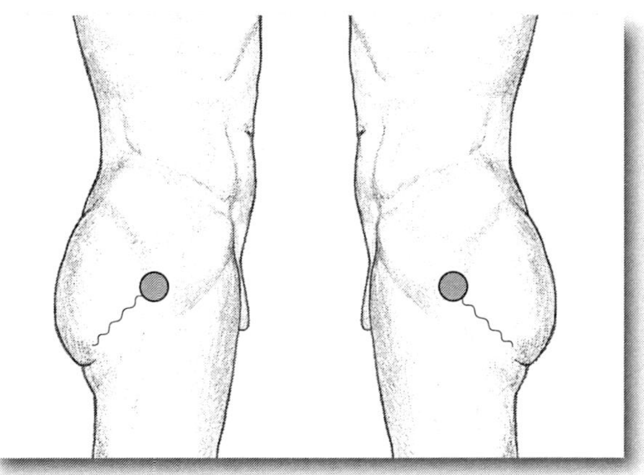

Die Behandlung der Hüfte

Lage:
Trochanterspitze

Programm: Gamma kurz im Wechsel mit Gamma 40

Behandlung der Amygdala

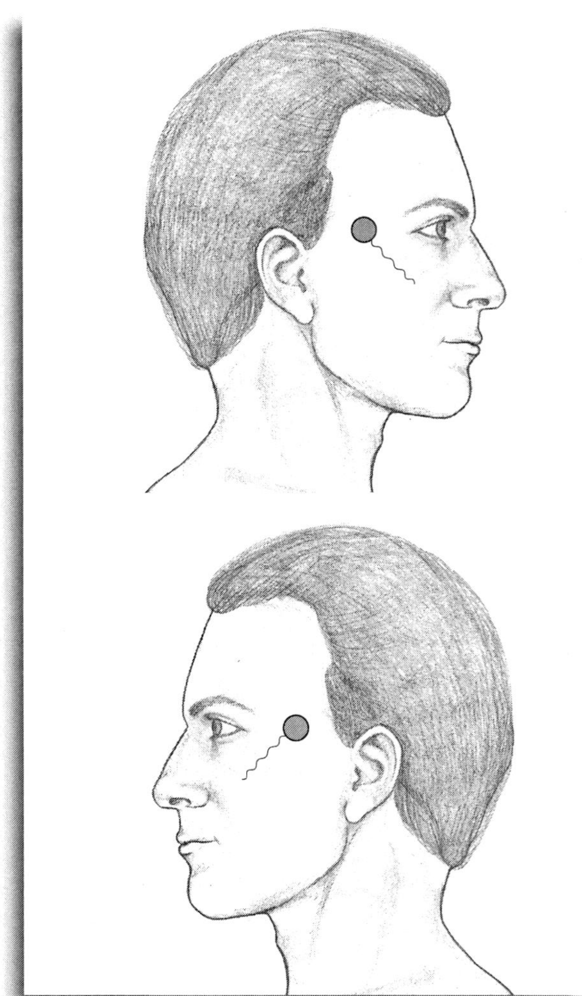

Die Behandlung der Amygdala

Indikation:
Besondere Zusammenhänge beobachten wir, wenn in der Vergangenheit des Menschen, besonders in der Kindheit, gravierende Belastungen aufgetreten sind. Man kann das Gamma 40-Programm auch dann einsetzen, wenn die Symptomatik erhebliche psychische Belastungen eines Patienten zeigt, die in den meisten Fällen in der Anamnese einen Hintergrund in der Vergangenheit haben. Sehr gut wäre auch der Wechsel mit den Programmen Gamma kurz und PowerNap.

Lage:
Schläfenbereich.

Programme: Gamma 40, Gamma kurz und PowerNap

Die spezifische Applikation über die vierfachen Reflexbereiche

Die Aktivierung der Rhythmen des Lebens

Durch die langjährige Erfahrung mit der punktuellen Induktion (Synapsis point 2) konnten wir zwei weitere Programme entwickeln, die über entsprechende Punktkombinationen appliziert werden.

Mir geht es hier um eine Möglichkeit, die Hirnrhythmen, so wie wir sie bei der punktuellen Behandlung verwenden, zusammen mit einer Schaukel-Frequenz der fünften Gehirnwelle Gamma über definierte Zonen und zur gleichen Zeit auf dem Körper zu applizieren. Mein Sohn Markus Wunderlich konnte diese Idee technisch umsetzen und zusammen haben wir dann die entsprechenden Frequenzen entwickelt. Hierbei haben wir festgelegt, dass die vierfache Applikation über zusammenhängende Punkte und Zonen ausreicht, um die bekannten definierten Therapiezonen zur Regulation anzuregen.

1. Point-Kombi

Bei diesem Programm werden die fünf Hirnrhythmen Beta, Alpha, Theta, Delta und Gamma in einer harmonischen Rhythmusfolge induziert. Auf dem Weg zurück von den tiefen Delta-Bereichen zum Beta-Rhythmus führt die Induktion weiter zu den Gamma-Wellen und endet dort.

Dieses Programm ist für alle zusammenhängenden Punkt-Kombinationen gedacht, die wir auch bei der Farbpunktur, der punktuellen Induktions-Behandlung und bei der Kristall-Therapie anwenden. Die Idee dabei ist, dass eben alle Erkrankungen mit Störungen der Gehirnrhythmik einhergehen und neu ist, dass die Rhythmen in der natürlichen Abfolge therapeutisch abgegeben werden.

Das zweite Programm, das wir entwickelt haben, nennen wir:

2. Point-Gamma

Der Unterschied zum Point-Kombi-Programm liegt darin, dass wir beim Point-Gamma-Programm die Dominanz auf den Rhythmus der Gamma-Wellen ausgerichtet haben. Die Rhythmusfolge verläuft wie vorher, jedoch schneller und wechselt in der Mitte des Programms auf definierte Gamma-Wellen des Gehirns über. Dieses Programm zeigt bei lange bestehenden Erkrankungen und Degenerationen sehr gute Erfolge.

Prinzipiell haben beide Programme keine feststehenden Indikationen und werden über 4 ausgesuchte Zentren (Punkte) appliziert. Diese sind es dann, welche mit den jeweiligen Beschwerdebilder in Zusammenhang stehen.

Nochmals möchte ich betonen, dass es keine Erkrankung oder Beschwerde gibt, die nicht mit einer Veränderung der Hirnrhythmen einhergeht.

Bei dieser neuen Methodik der Therapie behandeln wir sowohl mit den beschriebenen Rhythmen und dabei in Kombination mit den von uns entwickelten Facetten-Kristallen der Esogetik. Die vier Hirnrhythmen von Beta bis Delta haben wir den Elementen zugeordnet. Hier konnten wir in Zusammenarbeit mit der Fa. Swarovski in Wattens/Tirol die vier Facetten-Kristalle der Elemente entwickeln.

Beide Therapieformen, Synapsis und Kristalle, passen in hervorragender Weise dann zusammen, wenn wir feststehende und miteinander verknüpfte Reflexbereiche, besonders eben bei therapieresistenten Patienten, bei der Behandlung einsetzen.

Nachstehend möchte ich Ihnen Vorschläge machen, und dies insbesondere in Bezug zu therapieresistenten Patienten.

Kurze Einführung in die Esogetische Kristall-Therapie

Zu allen Zeiten und so lange es Menschen gibt, haben Steine, Edelsteine und Kristalle die Menschen fasziniert. Schon immer glaubte man, dass Edelsteine und Kristalle lebendige Wesen sind, so wie Pflanzen, Tiere und wir Menschen. Sie haben einen Geist, eine Seele und einen Körper – so ist es überliefert – und die Farben, Formen und Strukturen reflektieren etwas Übernatürliches, welches unsere Sinne in besonderer Weise berührt. Unsere Sinne, welche ich auch als Konstrukte des Unendlichen verstehe, sind Kinder des Geistes. Geschaffen um wahrzunehmen, aber gefangen in der Dimensionalität des Seins, welches durch Wahrnehmen und Erkennen das vom Ganzen getrennt sein überwinden muss, um die Trinität des Menschenwesens wieder harmonisch zu vereinigen. Fest steht, dass Kristalle und Edelsteine seit Alters her für etwas Lebendiges gehalten wurden, welches gezeugt und geboren wird und in sehr langer Zeit zu der Schönheit heranreift, die alle Menschen berührt.

Es ist auch meine Überzeugung, dass Edelsteine einerseits Wesenheiten sind, welche Informationen nach außen geben. Andererseits nehmen sie unendlich viele Informationen auf, besonders dann, wenn es sich dabei um kristalline Strukturen handelt. Dies heute zu wissen ist keine Besonderheit in einem Zeitalter, wo kristallin aufgebaute Maschinen (Nano-Technologie) dem Kult der Computer den Rang ablaufen. Der Mensch schafft sich seine Welt und damit seine Realität. Sein Vorbild war und ist die Natur selbst.

Die zur Verfügung stehenden Therapie-Kristalle entstanden in einem aufwendigen Spezialverfahren mit zielgerichteten Informationen: Der große Kristall-Aktivator, die Serie der Facetten-Kristalle und die Kristall-Tatoos für die Kristall-Punktur. Die reinen Kristalle werden durch Schliff bzw. Gravur mit den holografischen Urmustern des Erden-Hologramms angereichert. In unserer Vorstellung entspricht dieses Hologramm den im Menschen verankerten körperbezogenen Informationsmustern.

Es ist gelungen, den Facetten-Kristallen vier neue Farben aufzuprägen und damit eine weitere Tür zu den tiefenbewussten Schichten des menschlichen Lebens zu öffnen. Wie bei den vier beschriebenen Rhythmen sind diese Facetten-Kristalle den vier Elementen zugeordnet. Nachstehend die Abbildungen:

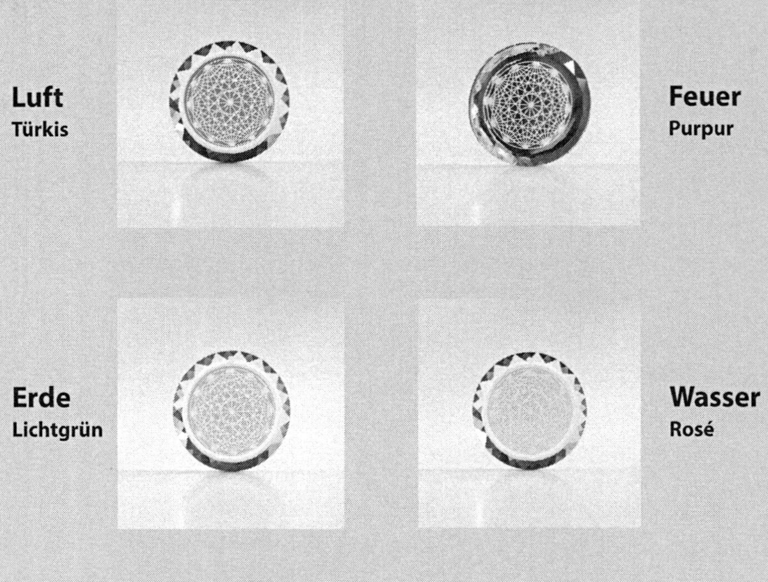

Das Lymphatische Prinzip

Mittlerweile ist bekannt, dass das lymphatische Prinzip bei allen Erkrankungen eine wesentliche Rolle spielt. Darüber hinaus ist dieses lebenswichtige System immer dann irritiert, wenn seelisch-psychische Belastungen beim Menschen nicht bewältigt werden können (z. B. Angst). Ich nenne die Reaktionen des lymphatischen Systems auch psychisch-lymphatische Puffer-Reaktion. Wie bei allen Erkrankungen und Belastungen ist auch der normale Lebensrhythmus verändert und damit sind die Wellenformen des Lebendigen gestört bzw. verändert. Durch die jahrelange Erfahrung in Bezug zur Therapie mit den Rhythmen des Gehirns konnten wir erkennen, dass diese Hirnrhythmen im Krankheitsfall immer verändert sind. Die Idee, die punktuellen Frequenzen der Hirnrhythmen zusammenzufassen und gleichzeitig zu applizieren, hat sich als besonders effektiv herausgestellt. Die nachstehende Behandlung ist dabei besonders für Patienten geeignet, die schon sehr lange an Erkrankungen leiden (z. B. Rheuma, Fokaltoxikose etc.) bei denen das Lymphsystem beteiligt ist. Die Anwendungen sind hierbei sehr effektiv und erfolgreich. Nach langen Überlegungen bin ich jetzt der Meinung, dass man die gleichzeitige Anwendung aller bekannten Hirnrhythmen mit den Seele-Geist-Facetten-Kristallen koppeln sollte. Dies verstärkt die Behandlung um ein Vielfaches. Beginnen wir also damit, als Behandlung die uns bekannten lymphatischen Rhythmen in der nachstehenden Reihenfolge zu behandeln.

Die Kombinationsbehandlung der Lymphrhythmen

Indikation:

Reaktionstest toxisches Grundmuster, übergeordnete Therapie der fokalen Intoxikation, Aktivierung des Lymphflusses.

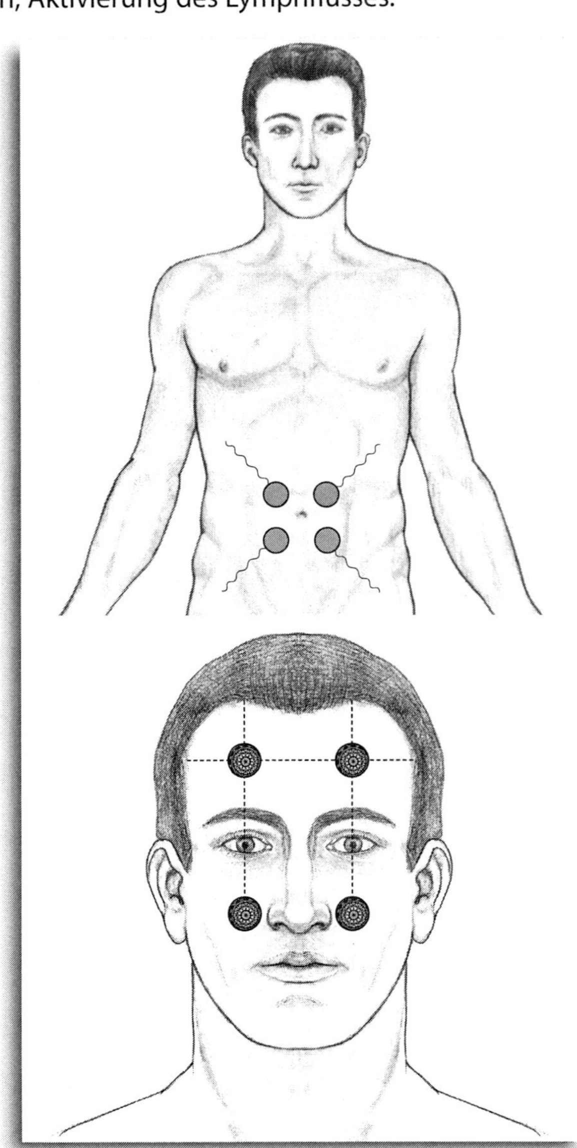

Die Kombinationsbehandlung der Lymphrhythmen

Lage und Behandlungssequenz:
Punkte 1 und 3: Die Hypothalamuspunkte liegen in der Mitte der Stirn und auf der Entoderm-Linie (Linie des geradeaus blickenden Auges).

Punkte 2 und 4: Die Kieferhöhlenpunkte liegen ebenfalls auf dieser Linie – direkt unterhalb des Jochbogens.

Aggressive Zonen: Die Aggressiven Zonen liegen etwa zwei Querfinger (bei stark beleibten Patienten eventuell auch drei Querfinger) vom Nabelrand entfernt.

Die Behandlung beginnt damit, dass man die aggressiven Zonen mit den vier Elektroden des Synapsis 2 belegt. Gleichzeitig legen wir die Facetten-Kristalle der Elemente auf die entsprechenden Positionen im Gesicht.

Positionen der Elektroden:
1. Links oben
2. Rechts unten
3. Rechts oben
4. Links unten

Auflage der Facetten-Kristalle:
1. Hypothalamus-Punkt links .... Purpur
2. Kieferhöhlen-Punkt rechts.......................... Lichtgrün
3. Hypothalamus-Punkt rechts .... Türkis
4. Kieferhöhlen-Punkt links.................................. Rosé

Wenn die Facetten-Kristalle auf den Positionen liegen, schalten wir jetzt das Programm Point-Kombi ein. Dieses Programm hat eine Laufzeit von 10 Minuten und so lange werden wir auch die Kristalle auf ihren Positionen belassen.

Nach dieser Behandlung werden wir nun die Medien austauschen. Jetzt kleben wir die Elektroden auf die Positionen des Kopfbereichs und die Kristalle werden auf die aggressiven Zonen gelegt.

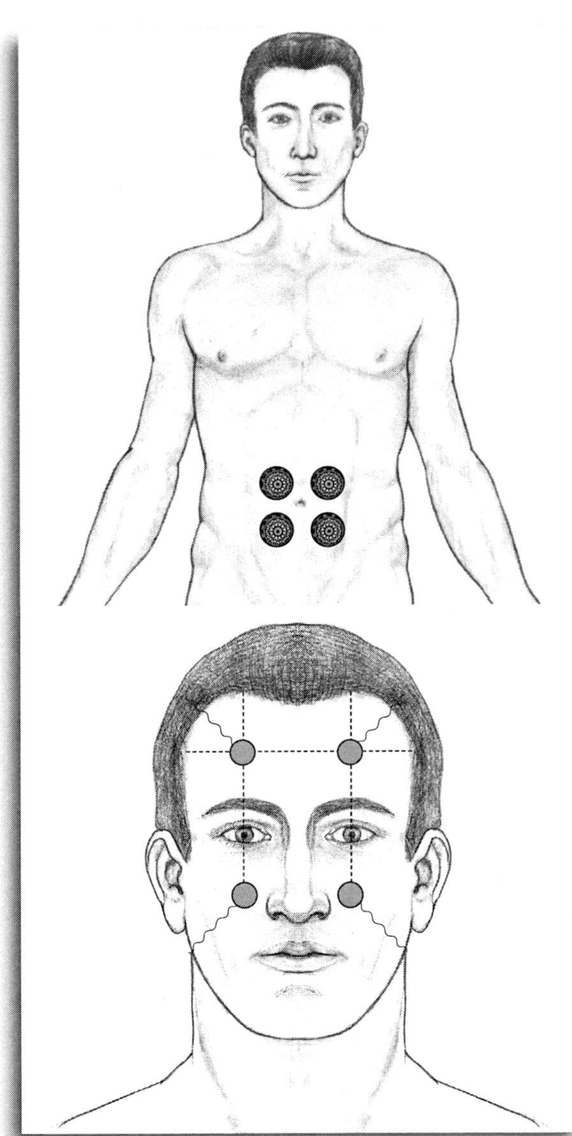

Die Kombinationsbehandlung der Lymphrhythmen

Positionen der Elektroden:

1. Hypothalamus-Punkt links
2. Kieferhöhlen-Punkt rechts
3. Hypothalamus-Punkt rechts
4. Kieferhöhlen-Punkt links

Positionen der Kristalle:

1. Links oben .... Purpur
2. Rechts unten .... Lichtgrün
3. Rechts oben.. Türkis
4. Links unten... Rosé

Nun schalten wir das Programm Point-Gamma beim Synapsis home 2 ein, welches ebenfalls 10 Minuten Laufzeit hat.

Beide Point-Programme leisten hierbei Hervorragendes und alle weiteren Möglichkeiten der Therapie werden wir genauso applizieren und die Rhythmen mit den Facetten-Kristallen koppeln. Bei dieser Behandlung kommt es sehr selten zu Reaktionen. Wenn wir doch solche beobachten, dann sollten wir die Behandlung unterbrechen.

Alle Kombinationsbehandlungen sind hervorragend und der Zeitaufwand beträgt 20 Minuten. Jederzeit können wir je nach Befinden des Patienten weitere Behandlungen hinzufügen. Meistens jedoch und besonders bei der ersten Therapie reicht diese Sequenz aus. Auch sollten wir die Patienten auf Spätreaktionen aufmerksam machen. Hier bewährt sich wie immer der heiße Leberwickel.

Der Sephirot- oder Lebensbaum

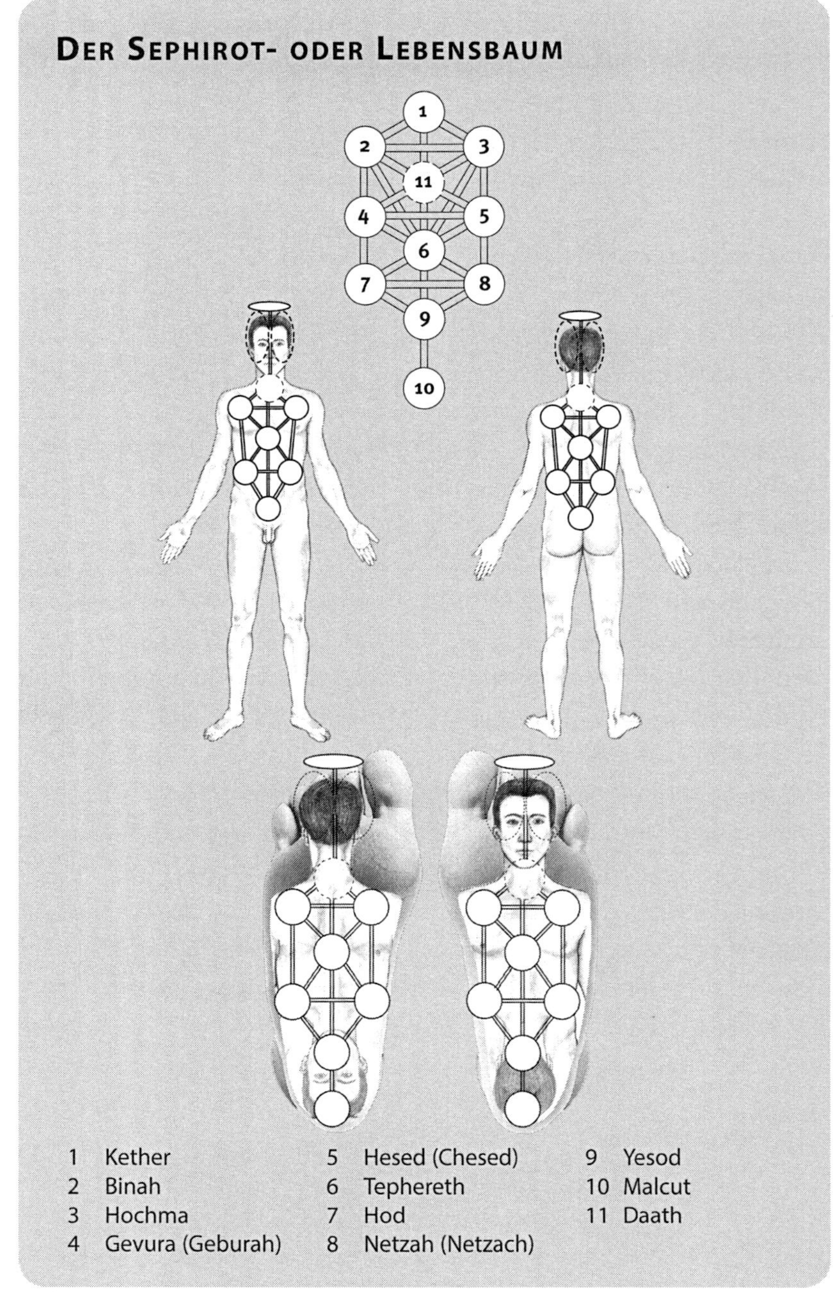

1 Kether
2 Binah
3 Hochma
4 Gevura (Geburah)
5 Hesed (Chesed)
6 Tephereth
7 Hod
8 Netzah (Netzach)
9 Yesod
10 Malcut
11 Daath

Die Behandlungen leite ich vom Ur-Prinzip der Kabbala, dem Sephirot- oder Lebensbaum ab. Zu umfangreich sind die Theorie und die erkannten Zusammenhänge, sodass ich hier nicht weiter darauf eingehen kann. Nur so viel: vor über dreißig Jahren habe ich erkannt, dass der Baum des Lebens sich überall auf dem Körper abbildet.

Die Moleküle (Kreise) auf der Körperoberfläche vorn und hinten konnte ich zuordnen und definieren. Diagnostische und therapeutische Zusammenhänge wurden erkannt und ebenfalls zugeordnet. Wir wissen heute, dass der Lebensbaum übergeordnete Reflexbereiche (Felder) auf der Körperoberfläche abbildet so z. B. wie in den Bildern erkennbar auf beiden Fußsohlen. Zu allen Sephiras wurden im Laufe der Zeit durch Überlieferungen, aber auch und besonders durch eigene Beobachtungen, Indikationen zugeordnet. Damit entstanden übergeordnete Therapiefelder, die wir jedoch nur dann einsetzen, wenn sehr schwere Erkrankungen diagnostiziert sind oder wenn Patienten therapieresistent sind.

Die vier Membran-Felder oder Felder der Elemente

Die Wichtigkeit der vier Membran-Felder in Bezug zu den bereits veröffentlichten Therapiemöglichkeiten ist bekannt. Von Anfang an habe ich die Elemente, die diese Felder besetzen, mit den vier Hirnrhythmen in Verbindung gebracht, ebenso mit den Seele-Geist-Farben und den Facetten-Kristallen der Elemente. Da Alles in Allem enthalten ist, hat sich die Überlegung, die vier Membran-Felder mit den Frequenzen des Gehirns zu belegen, als besonders effektiv erwiesen. Auch deshalb, weil wir bei beiden Point-Programmen auch die Gamma-Wellen hinzugefügt haben. Die Gamma-Wellen stehen theoretisch mit dem 5. Element Äther in Beziehung. So werden wir während der Induktion zu gleicher Zeit die Facetten-Kristalle der Elemente auf die Positionen von Tephereth (siehe Kastentext Lebensbaum) vorn und hinten auf dem Körper in Verbindung mit den Positionen beider Fußsohlen legen.

Indikation:
Diese Behandlung hat keine feststehende Indikation. Wir können diese Therapie vor allem bei therapieresistenten Patienten an den Anfang stellen. Auch wenn Erkrankungen auf eines der Elemente hinweisen, ist es von Bedeutung, die Point-Programme einzusetzen. Dabei beginnt man mit dem Point-Kombi und wechselt bei den einzelnen Besuchen mit dem Point-Gamma-Programm ab. Dabei bleiben die Seele-Geist-Kristalle immer auf den gleichen Positionen.

Lage und Behandlungssequenz:
Die Behandlung beginnt mit den vier Elektroden des Synapsis home 2 auf die Membran-Felder. Gleichzeitig legen wir die Facetten-Kristalle der Elemente auf Tephereth am Körper und auf die Fußsohlen.

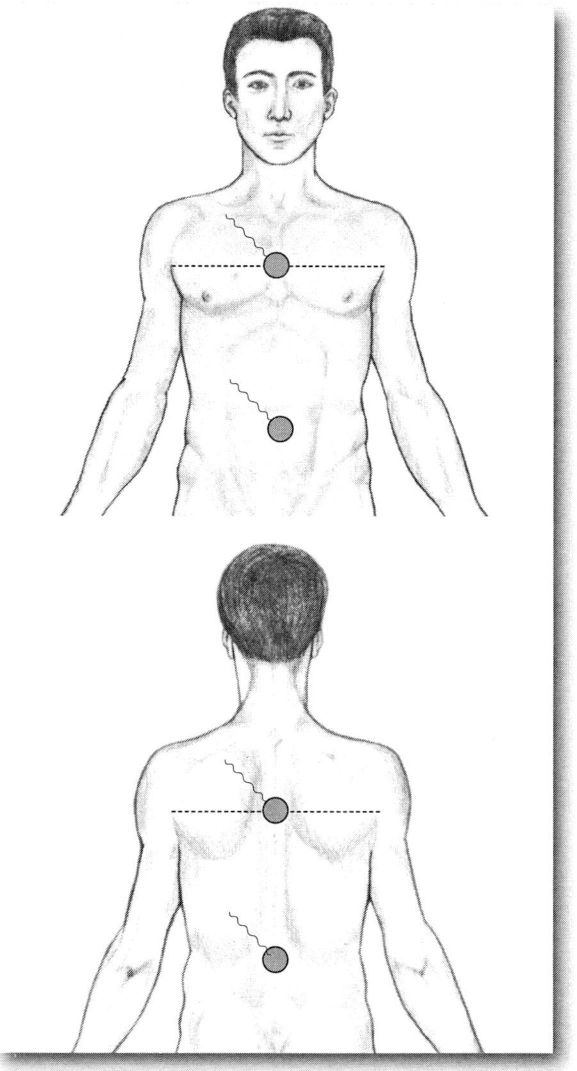

Die vier Membran-Felder oder Felder der Elemente

Positionen der Elektroden:

1. Mitte Brustbein
2. Nabel
3. Auf Höhe der Achselfalten auf der Wirbelsäule
4. Gegenüber Nabel

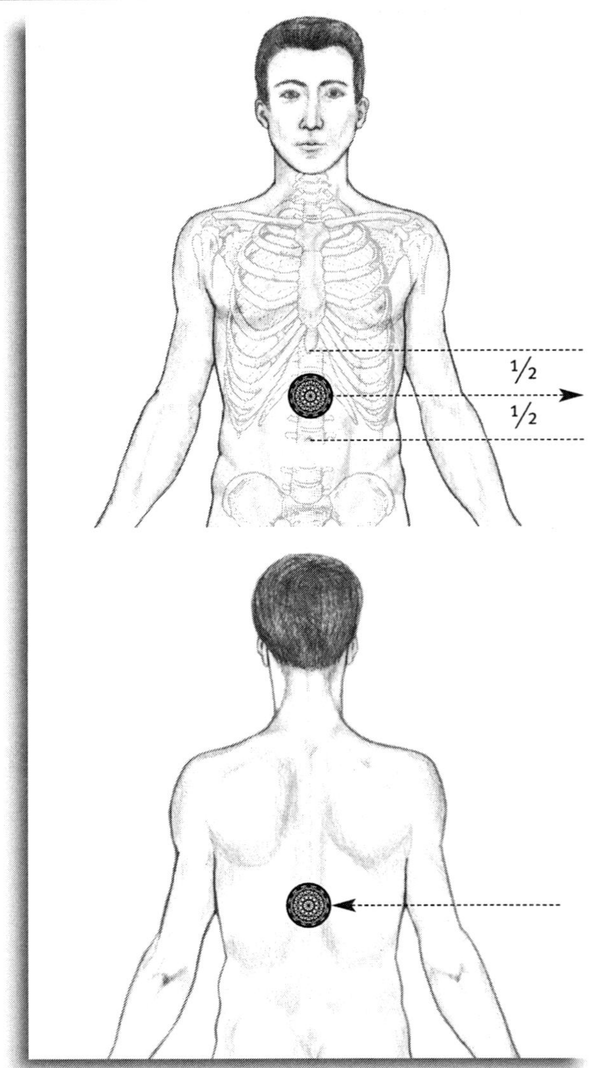

Die Positionen der Kristalle

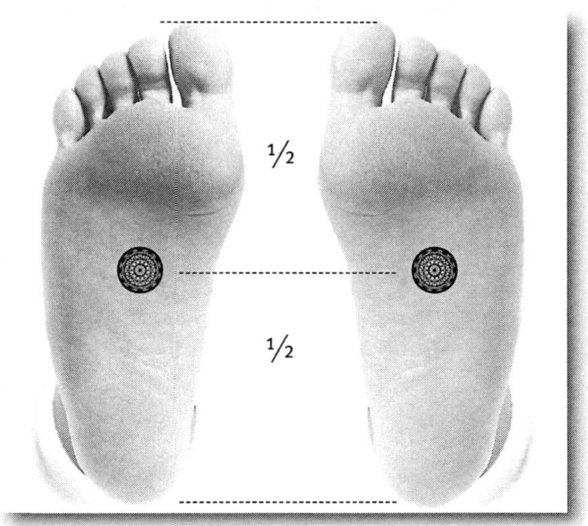

Die Positionen der Kristalle

Positionen der Kristalle:

1. Tephereth vorn, 3 Querfinger unter der Brustbeinspitze . . . Purpur
2. Mitte Fußsohle rechts . . . . Lichtgrün
3. Tephereth hinten, gegenüber vorn . . . . Türkis
4. Mitte Fußsohle links . . . . Rosé

Die Kombination Daath und Yesod auf dem Körper und den Fusssohlen

Indikation:

Die Sephiras Daath und Yesod gehören zu den Barrieren im menschlichen Leben, die wir bei so vielen Erkrankungen und im Vorfeld von Belastungen immer wieder finden können. Allein die zugeordneten Indikationen der beiden Sephiras können dies belegen. Auf der Mitte (dem Stamm der Milde) gelegen sind sie es, die den Transfer der Informationen von oben nach unten und zurück betreiben. Die Mitte unseres Körper (Solarplexus - Tephereth) ist abhängig von den aus beiden Sephiras (Daath und Yesod) reflektierenden harmonischen Informationen. Dieser Transfer ist bei sehr vielen Erkrankungen blockiert. Deshalb und wenn die Indikationen darauf hinweisen, sollten wir beide Point-Programme vor anderen Behandlungen einsetzen.

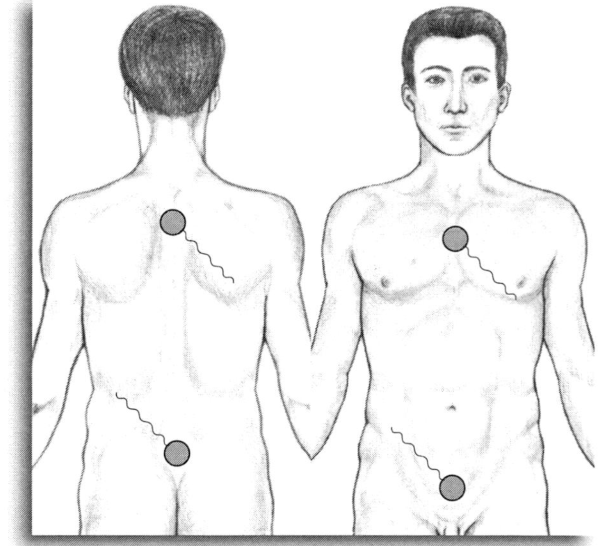

Die Positionen von Daath und Yesod auf dem Körper

Positionen der Elektroden:

1. 3 Querfinger unter dem Beginn des Brustbeins (Daath vorn)
2. In der Mitte des Kreuzbeins (Yesod hinten)
3. 3 Querfinger von C7 nach unten (Daath hinten)
4. 3 Querfinger über dem Beginn des Schambeins (Yesod vorn)

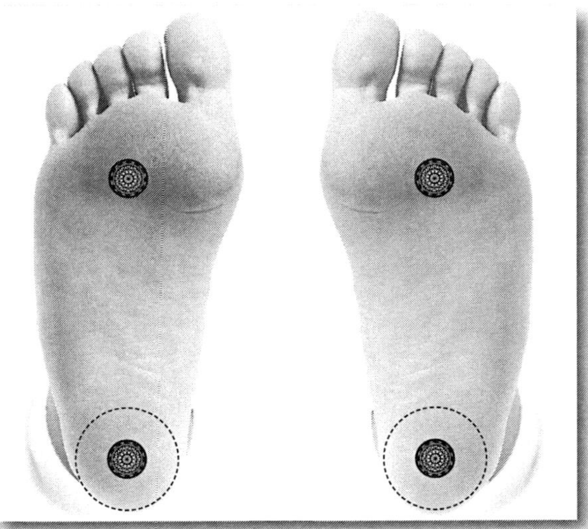

Die Positionen von Daath und Yesod auf den Fußsohlen

Positionen der Kristalle:

1. Quergewölbe in einer Kuhle bei angezogenen Zehen links .... Purpur
2. Mitte der Ferse rechts .... Lichtgrün
3. Quergewölbe in einer Kuhle bei angezogenen Zehen rechts .... Türkis
4. Mitte der Ferse links .... Rosé

Bei jeder Anwendung mit den beiden Point-Programmen müssen wir auf Reaktionen des Patienten achten, die jedoch nie schwer ausfallen. Bei der hier dargestellten Behandlung kann es zu grippeähnlichen Symptomen kommen, die jedoch nach kurzer Zeit wieder aufgelöst werden.

Die Kombination Hod und Netzah auf dem Körper und den Fusssohlen

Grundebenen der Rhythmen

Indikation:

Im Lebensbaum (siehe Seite 94) verantworten die Sephiras Netzah und Hod die unwillkürlichen (Netzah) und die willkürlichen Rhythmen (Hod). Deshalb gelten die Positionen der Sephiras auf dem Körper vorn als Repräsentanten aller Rhythmen des Lebens - auch der Hirnrhythmen - und wir sprechen deshalb auch von den Grundebenen der Rhythmen. Hier und in Bezug zu den Rhythmen sind es die beiden Sephiras Netzah und Hod, welche für den Austausch lebendiger Informationen verantwortlich sind.

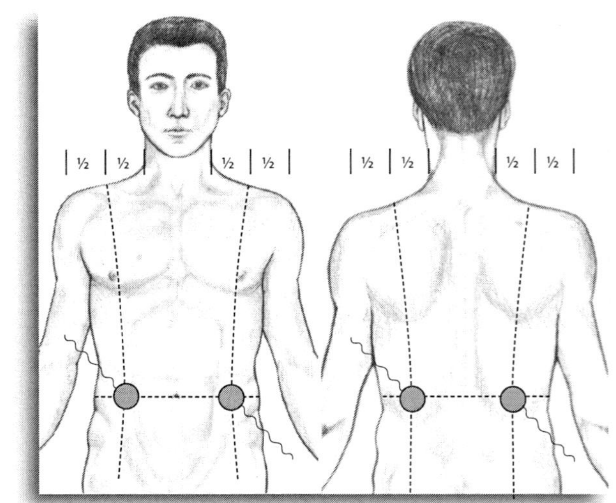

Die Positionen von Netzah und Hod auf dem Körper

Lage und Behandlungssequenz:

Man legt die vier Elektroden auf die Positionen Netzah und Hod vorn und hinten in den Schatten der beiden Sephiras. Diese liegen auf einer Linie um den Körper auf Höhe des Bauchnabels auf der Kreuzung der Seelenlinie (Linie Mitte der Schulter).

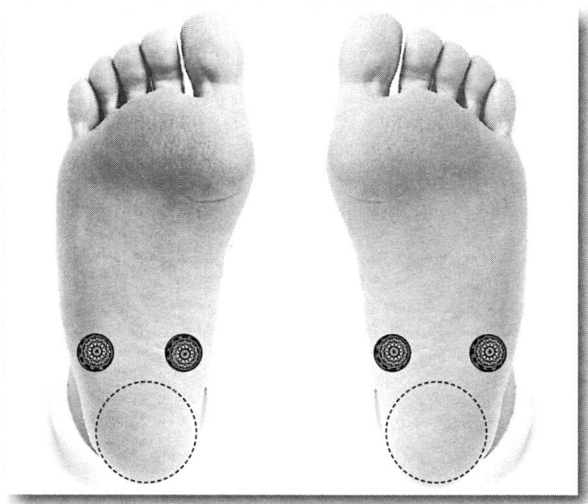

Die Positionen von Netzah und Hod auf den Fußsohlen

Gleichzeitig belegt man die Positionen der beiden Sephiras im Lebensbaum der Fußsohlen mit den Facetten-Kristallen der Elemente. Diese liegen von einem gedachten Kreis der Ferse ca. 1 Querfinger oberhalb.

Position der Elektroden:

1. Netzah vorn
2. Hod vorn
3. Netzah hinten
4. Hod hinten

Position der Kristalle:

1. Links außen .... Purpur
2. Rechts innen.................................... Lichtgrün
3. Rechts außen...................................... Türkis
4. Links innen .... Rosé

Bei den Point-Programmen beginnt man immer zuerst mit dem Point-Kombi, dieses kann dann mit dem Point-Gamma-Programm gewechselt werden.

Der Informationstransfer

Ausgehend von den beiden Sephiras Netzah und Hod besteht die Frage, über welche Bereiche im Lebensbaum die induzierten Programme weitergegeben werden. Vom Gedanken übergeordneter Informationen scheint dies die Mitte unseres Seins, auf den Lebensbaum bezogen die Sephira Tephereth zu sein. In meiner Vorstellung liegt hier das 5. Element Äther, welches die vier fassbaren Elemente Feuer, Erde, Luft und Wasser erschafft und in Bewegung hält. In der Verbindung zur Mitte unseres Gehirns (über die Mitte des Schädeldachs) können wir Direktverbindungen zum Thalamus erkennen. Dort entstehen die Hirnrhythmen, ohne die Leben nicht möglich wäre. Nachstehende Abbildungen sollen diese Überlegungen illustrieren.

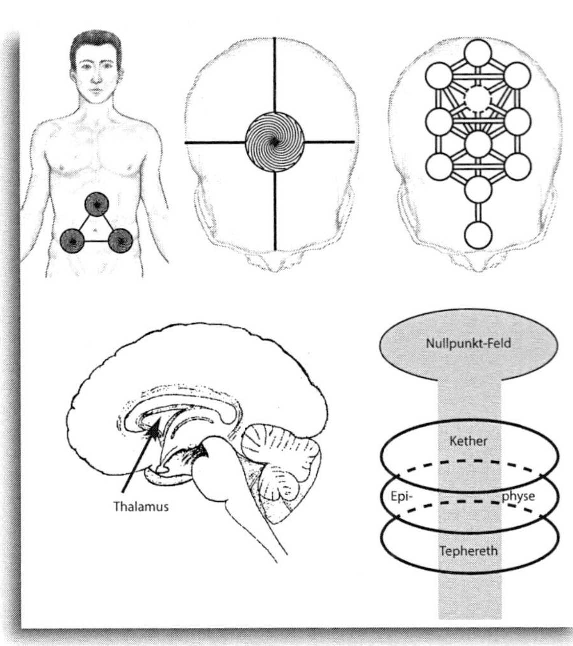

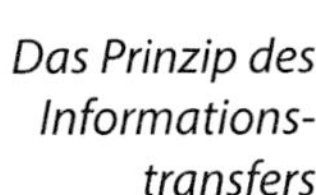
Das Prinzip des Informationstransfers

Der Raum unterhalb der Hemisphärenbrücke und die dort ablaufenden miteinander vernetzten Funktionen gehören alle zum limbischen System. Für die Bewusstwerdung von uns Menschen sind die Hirnrhythmen Voraussetzung. Der Thalamus (die Thalami) gilt unter anderem als das Tor zum Bewusstsein, und weil von dort die Hirnrhythmen generiert werden, haben diese nicht nur mit der Bewusstwerdung zu tun, sondern auch mit der individuellen Situation eines Menschen. Ich meine dies sowohl in Bezug zu Wohlbefinden als auch zu Unwohlsein, Krankheit und Schmerz. Wenn man von einem wie auch immer ablaufenden Krankheitsgeschehen ausgeht, so hat dies mit dem Bewusstsein des jeweiligen Menschen zu tun. Dies bedeutet, dass sich dabei immer die Hirnrhythmen als Ganzes verändert haben. Dies ist die Grundthese der Induktions-Therapie, denn wenn der Thalamus induzierte systemverwandte und dem eigenen ursprünglichen Rhythmus entsprechende Impulse erkennt, dann wird er den gesamten Organismus Mensch zum Mitschwingen im normalen Gehirnwellen-Rhythmus veranlassen. Die Frequenz-Schaukeln beider Point-Programme (ebenso wie alle Induktions-Programme) sind dabei in besonderer Weise von Bedeutung. Nachstehend die Therapie mit den Point-Programmen in Bezug zum Thalamus und zur Sephira Tephereth.

Die Kombination Thalamus und Tephereth

Indikation:

Beide Kombinationen – Thalamus und Tephereth – verstehe ich als Eingangstherapie bei allen Erkrankungen, besonders beim chronischen Schmerzsyndrom. Die beiden Kombinationen werden jedoch nicht an einem Tag, sondern an verschiedenen Behandlungstagen vor einer weiteren Behandlung angewendet. Der Unterschied besteht darin, dass die Frequenz-Schaukel bei Point-Kombi auf die Reihenfolge von Gamma, Beta-, Alpha-, Theta- und Delta-Frequenzen ausgerichtet ist. Die Frequenz-Schaukel des Point-Gamma-Programms entspricht ebenfalls den vier Hirnrhythmen, hat aber die Priorität auf die Gamma-Frequenzen ausgerichtet.

Lage und Behandlungssequenz:

Man beginnt mit dem Point-Kombi und induziert die Frequenz-Schaukel über die Thalamus-Punkte, die auf einer Linie des Haaransatzes und der Mitte der Augen liegen, sowie in der Mitte der Fersen hinten. Gleichzeitig belegt man die Zonen von Tephereth auf dem Körper und den Fußsohlen mit den Facetten-Kristallen in den Seele-Geist-Farben. Dabei liegt Tephereth vorn 3 Querfinger unterhalb des Brustbeins, die hintere Zone gegenüber auf der Wirbelsäule. Auf den Fußsohlen liegt Tephereth in der Mitte des Fußes.

Die Induktion mit dem Programm Point-Gamma wird wie in den Bildern ersichtlich über die Zonen von Tephereth appliziert, die Kristalle dann über die Thalamus-Punkte.

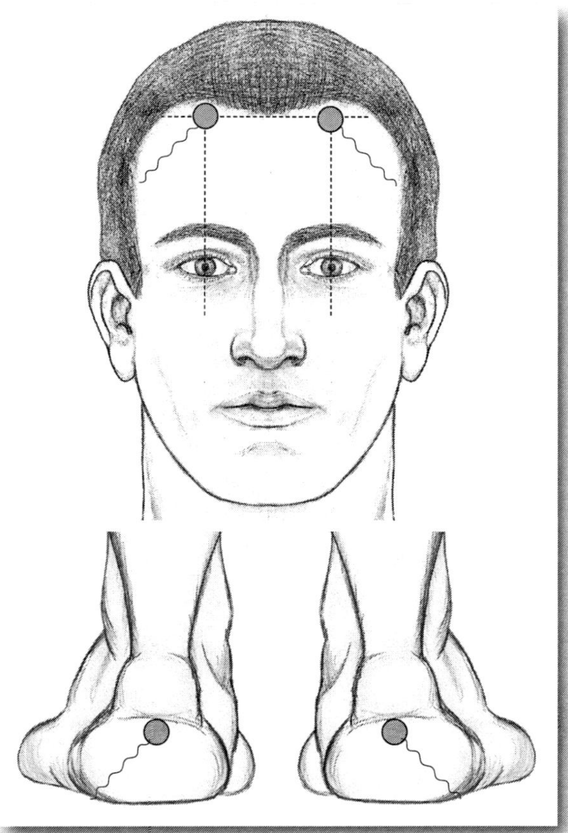

Die Punkte des Thalamus

Position der Elektroden:

1. Thalamus Stirn links
2. Thalamus Ferse hinten rechts
3. Thalamus Stirn rechts
4. Thalamus Ferse hinten links

Position der Kristalle:

1. Tephereth vorn .... Purpur
2. Tephereth Fußsohle rechts .... Lichtgrün
3. Tephereth hinten .... Türkis
4. Tephereth Fußsohle links .... Rosé

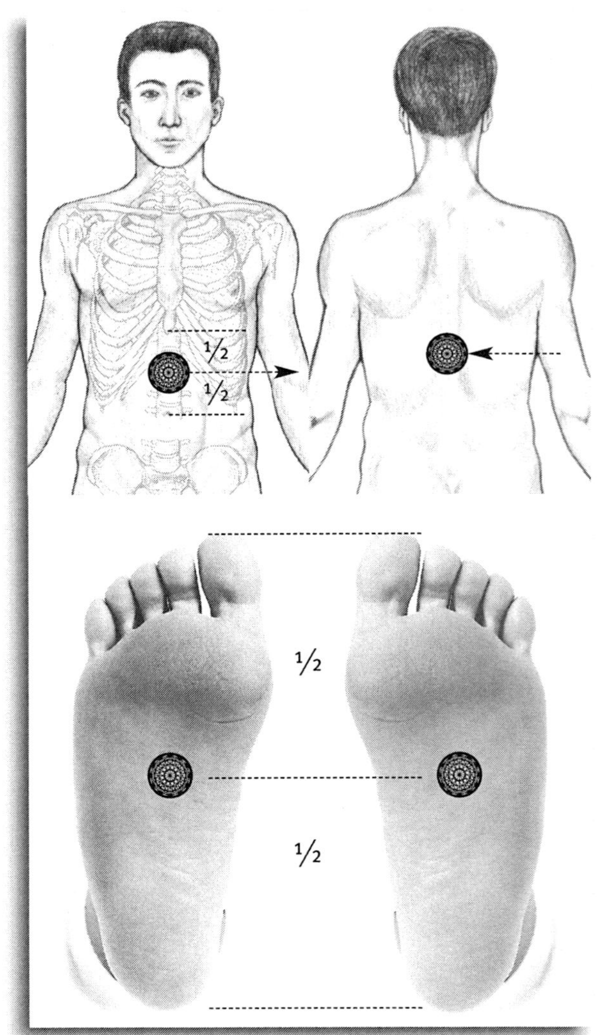

Die Positionen von Tephereth auf dem Körper und den Fußsohlen

Beide Point-Programme sind bei therapierestistenten Erkrankungen als Anfangstherapie hervorragend. Durch die Verbindung zum Thalamus kann dieser die dem Krankheitsverlauf entsprechende fehlerhafte Rhythmik erkennen. Die Schaukelfrequenz veranlasst die damit verbundenen Systeme zum Mitschwingen und dadurch greifen die nachfolgenden Therapien besser.

Kombinationen bei Gelenk- und Wirbelsäulenschmerzen

Im Zusammenhang mit den vorhergegangenen Darstellungen kann man mit beiden Point-Programmen Schmerzen in entsprechenden Segmenten lindern. Nachstehend möchte ich jetzt 3 Beispiele zeigen, die entsprechend auch an anderen Stellen und Segmenten eingesetzt werden können.

Behandlung des Kniegelenks

Schmerzen in den Kniegelenken treffen wir sehr oft in unseren Praxen. Immer haben diese mit unbewussten Ängsten zu tun (kann den Schritt nach vorn nicht gehen). Deshalb sollten wir bei einer Eingangsbehandlung vor weiterführenden Maßnahmen die Induktions-Behandlung, wie nachstehend gezeigt, anwenden.

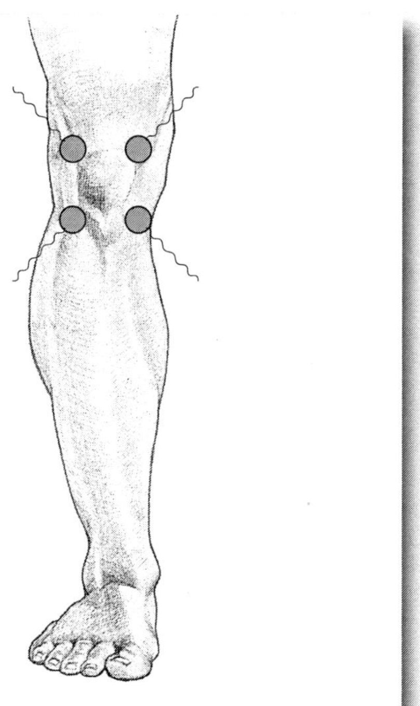

Die Behandlung des Kniegelenks

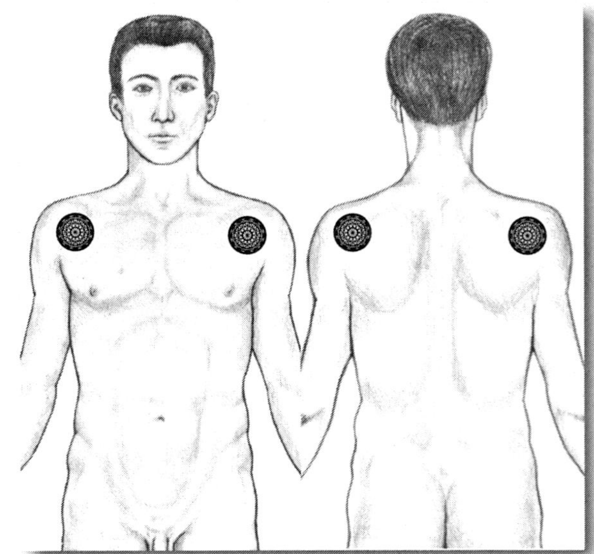

Die Behandlung des Kniegelenks

Lage und Behandlungssequenz:

Nehmen wir an, wir würden das rechte Kniegelenk behandeln. Am Rande der Kniescheibe in der Diagonalen liegen die Induktions-Punkte. Diese werden mit dem Point-Kombi-Programm behandelt. Gleichzeitig werden wir die Facetten-Kristalle der Elemente auf die Angstzonen vorn und auf die Zonen gegenüber legen.

Positionen der Elektroden:

Vier Elektroden am Rande der Kniescheibe in der Diagonalen

Positionen der Kristalle:

1. Links vorn .... Purpur
2. Rechts hinten .... Lichtgrün
3. Rechts vorn .... Türkis
4. Links hinten .... Rosé

Behandlung von Schmerzen im unteren Rücken LWS und Iliosakralgelenke

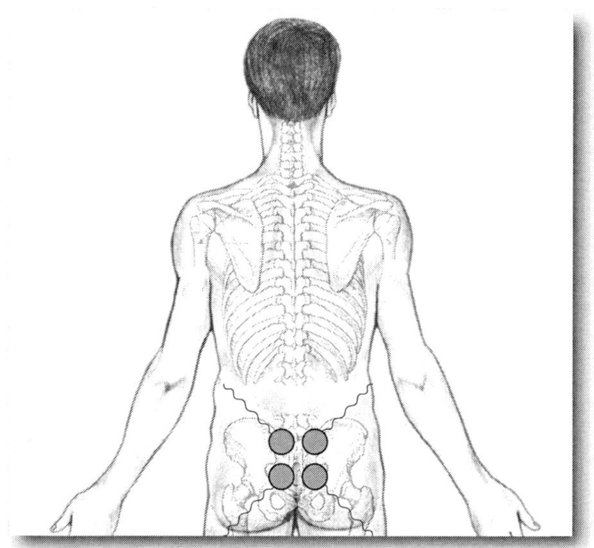

Die Behandlung von Schmerzen im unteren Rücken

Die am häufigsten geklagten Schmerzen in unseren Praxen sind die Schmerzen im LWS-Bereich und in den Iliosakralgelenken mit Ausstrahlung in die Leiste und Beine. Hier bewährt es sich, wenn man die Induktions- und Kristall-Behandlungen vor weiteren Maßnahmen einsetzt. Jede nachfolgende Behandlung greift dann wesentlich besser.

Die Induktion geben wir seitlich der Wirbelsäule bei L 4/5 und über den tastbar schmerzenden Punkt der Iliosakralgelenke. Anschließend werden für 5 bis 10 Minuten die Facetten-Kristalle in den Seele-Geist-Farben auf die gleichen Positionen gelegt.

Positionen der Elektroden und der Kristalle:

1. Rechts oben .... Purpur
2. Links unten .... Lichtgrün
3. Links oben .... Türkis
4. Rechts unten .... Rosé

Behandlung des Hüftgelenks

Ähnlich wie beim Kniegelenk werden wir auch Schmerzen und Beschwerden im Hüftgelenk begegnen. Dort befinden sich die Positionen für das Point-Kombi-Programm. Gleichzeitig werden wir auf den Hüftgelenks-Konvertern vorn, welche wir auf der Seelenlinie im 2. Intercostalraum finden, und den Punkten genau gegenüber auf dem Rücken die vier Facetten-Kristalle der Elemente positionieren.

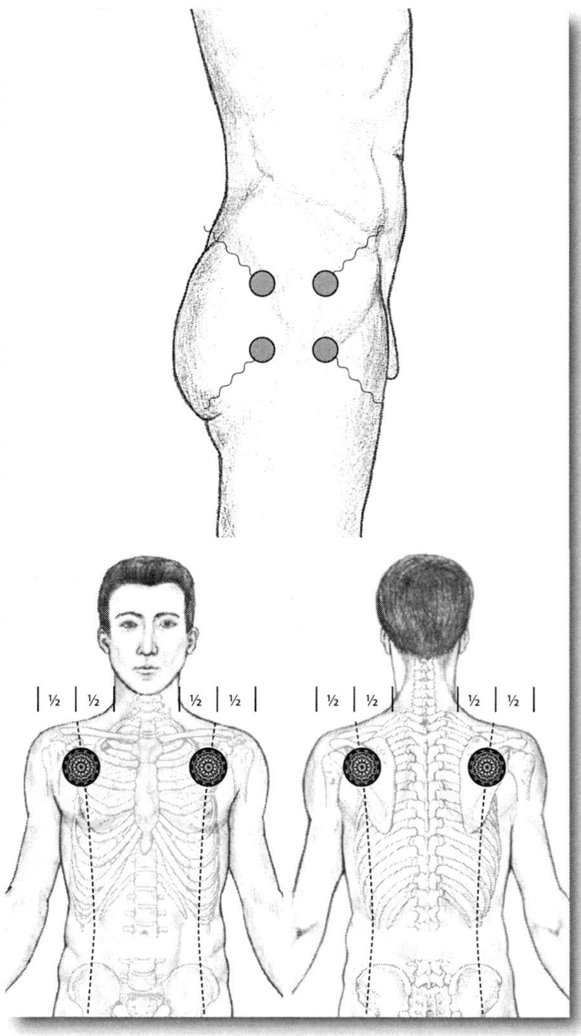

Die Behandlung des Hüftgelenks

Positionen der Elektroden:
Vier Elektroden, jeweils ca. 2 QF vom Trochanter in der Diagonalen.

Positionen der Kristalle:
Vorn: auf der Seelenlinie im 2. Intercostalraum
Hinten: genau gegenüber

Behandlungssequenz

1. Links vorn .... Purpur
2. Rechts hinten.................................... Lichtgrün
3. Rechts vorn .... Türkis
4. Links hinten .... Rosé

Behandlungen mit den Vierfach-Rhythmen und dem Programm Gamma 40

Kombination Ma 41 und Zone der Existenz

Indikation:
Bei dieser Anwendung konnten wir erkennen, dass vorangegangene Behandlungen der Vorexistenz sehr gut durch diese Anwendung mit dem Gamma 40-Programm gefestigt werden.

Hier kann auch der Magen 41 alleine angewendet werden. Die Indikation bezieht sich dann besonders auf die Vorexistenz. Damit meine ich das individuelle Programm, welches jeder Mensch trägt. Robert St. John, der die pränatale Therapie entdeckt hat, sprach von der Vorempfängnis und meinte damit die Zeit vor der Zeugung. Dies legt nahe, das die Einmaligkeit des Menschen bereits vor der Zeugung in einem anderen Raum vorhanden sein muss.

Lage:
Magen 41 = Mitte Sprunggelenk
Zone der Existenz = Mitte der Wade hinten (½ Strecke Ferse bis Mitte Kniekehle)

Programm: Gamma 40.

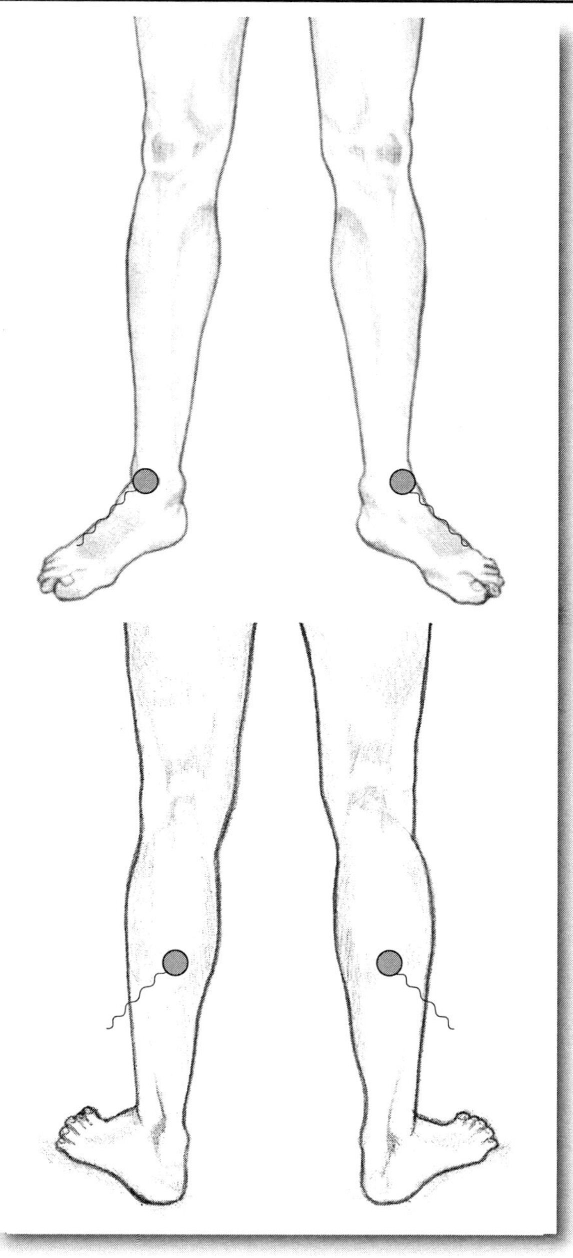

Die Kombination Ma 41 und Zone der Existenz

Kombination Thalamus Ferse und Zone des Geistes

Indikation:
Hier geht es um Bewusstwerdung (Thalamus) der uns begleitenden geistigen Informationen, besonders auch bei Symptomen des Kopfes und des Beckens geeignet.

Man kann dieses Programm im Wechsel mit den Programmen PowerNap und Cerebrales Training ebenfalls über diese Positionen applizieren.

Lage:
Mitte der Ferse hinten
Mitte des Schienbeins (½ Strecke Ma 41 bis Mitte Kniescheibe)

Programm: Gamma 40.

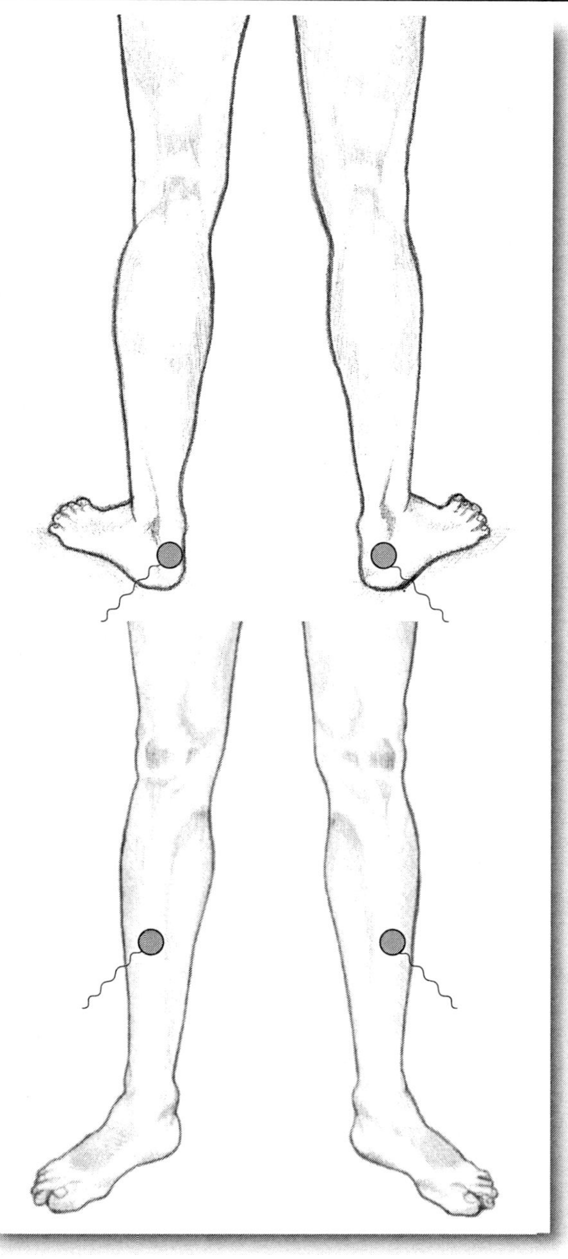

Die Kombination Thalamus Ferse und Zone des Geistes

Kombination Kieferhöhle und seitlicher Abfluss

Indikation:

Eines der wichtigsten Systeme, die wir heute durch die Arbeiten des Forschers Antoine Louveau kennen, ist das Lymphsystem im Gehirn. Schon Jahre zuvor hatten die Forscher Prof. Goldmann und Frau Prof. Mikänen ähnliche Überlegungen. Sie nannten ihr entdecktes System zur Entsorgung des Gehirns Glymphatisches System. Diese Zonen reagieren auch sehr gut auf das Gamma 40-Programm. Hier empfiehlt sich ein Wechsel mit dem StressImmun-Programm.

Lage:

Kieferhöhle auf der Linie des geradeaus blickenden Auges direkt unterhalb des Jochbogens

Abfluss seitlich liegt in Höhe C4/C5 am Rand des Sternocleidomastoideus

Programm: Gamma 40.

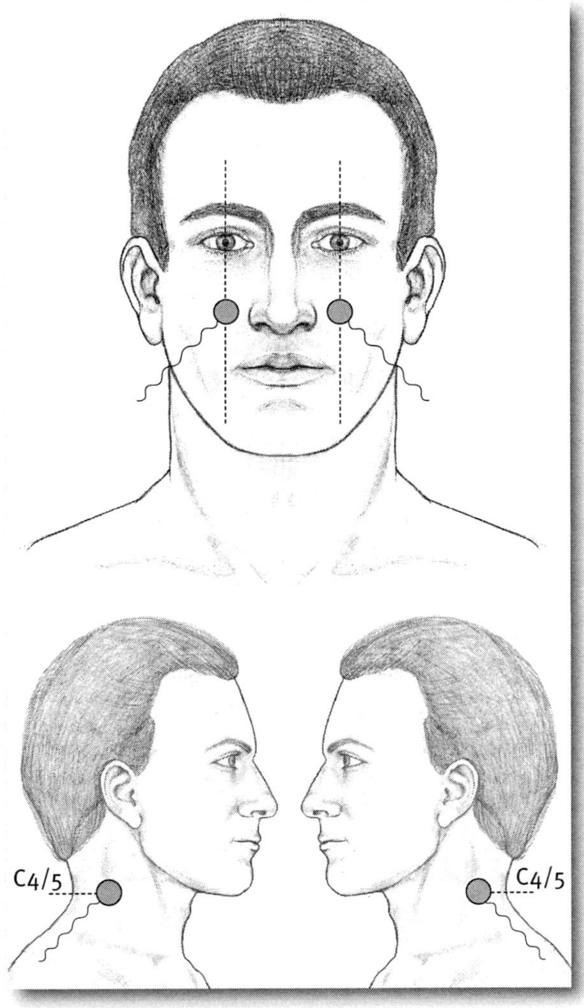

Die Kombination Kieferhöhle und seitlicher Abfluss

Die punktuelle Induktions-Therapie

Es ist das Wesen unserer Existenz, Wirbel und Strudel zu bilden. Rhythmik in jeder nur denkbaren Form ist letztendlich Ausdruck für dynamisches Leben. Unser Leben schwingt im individuellen Rhythmus unserer Gehirnwellen. Diesem Rhythmus passen sich alle Moleküle und damit alle Körperzellen an. Demzufolge müsste es auch möglich sein, definierten Punktbereichen auf der Haut von außen Rhythmen des Gehirns anzubieten, um so auf einer unteren, körperlichen Ebene auf das Ganze zu wirken. Durch meine jahrzehntelange Erfahrung mit anderen Therapiemedien wie Akupunktur, piezoelektrischen Impulsen und der Farbpunktur wurde mir immer bewusster, dass die punktuelle Therapie mit den vier Hirnwellenbereichen eine höhere Regulation einleiten musste als andere Medien. Bewirkt der Akupunkturimpuls eine Energiebewegung und der Farbimpuls eine Informationsveränderung innerhalb der fließenden Energie, so stellen die rhythmischen Gehirnwellen als Dolmetscher der übergeordneten Information ein Gesamtregulativ dar. Heute ist der empirische Nachweis erbracht, dass wir mit der punktuellen Induktions-Therapie quasi die Tür für eine bessere Wirkung anderer Behandlungsformen öffnen.

George Leonard beschreibt die Grundidee der Induktion in seinem Buch Der Rhythmus des Kosmos sinngemäß so:

„Im Bereich der molekularen Schwingungen ist alles Rhythmus und Elektrizität. Hier herrschen bestimmte Regeln: Austausch von Elektronen, Ionen und Atomen sowie eine korrekte räumliche Ausrichtung von elektromagnetischen Feldern."

Weiter schreibt er:

„Alle Sinnesreize unterscheiden sich dahingehend, dass sie eine Umwandlung hochfrequenter, rhythmischer Wellen in Schwingungen bewirken, welche das Gehirn verarbeiten kann."

Viele Jahre habe ich versucht, Therapieansätze aus der Akupunktur und der Segmentlehre mit den Rhythmen des Gehirns zu kombinieren und so einen Einfluss auf die beschriebenen

Indikationen zu bekommen. In vielen Fällen führte die Unterstützung der genannten Therapien durch die vorherige Induktion zu hervorragenden Ergebnissen, besonders wenn wir spezifische Somatotopien wie die Ohrakupunktur oder andere in sich abgeschlossene Reflexbereiche zur Behandlung einsetzten. Trotzdem hatte ich noch immer ein großes Problem: Es war mir nicht immer klar, welche der fünf Hirnrhythmen bei welchem Punkt angezeigt sind. Nach vielen Testreihen konnte ich spezifische Punkte auf dem Schädeldach definieren und den fünf Gehirnrhythmen zuordnen. Die entsprechende Wellenschaukel kann dann bei diesen fünf Punkten induziert werden.

Lassen wir noch einmal Robert Füß zu Wort kommen, der in seinem Buch über die Induktions-Therapie den entscheidenden Durchbruch bei der Testung der Hirnrhythmen beschreibt:

„Die Punkte (des Schädeldaches) galten lange Zeit als Grundzonen der Induktions-Therapie. Sie repräsentieren übergeordnete Zentren, über die verschobene Schwingungsmuster der Einzelfrequenzen reguliert werden können. Allein die praktische Handhabung führte häufig zu Schwierigkeiten. Die Zonen waren (und sind) vergleichsweise schwer zu finden, und die Haarpracht mancher Patienten stellte den Behandler oft vor unlösbare Probleme. Schon aus diesem Grund war die Suche nach leichter zugänglichen Punkten gefordert, wobei diese die selben Qualitäten aufzuweisen hatten wie die Wellenpunkte am Schädeldach.

Ausgangspunkt dieser weiterführenden Überlegungen war die Tatsache, dass jede Einzelfrequenz der Gehirnwellen-Muster einem der von Gleditsch beschriebenen Funktionskreise entspricht. Diese projizieren sich in fünf Punkten auf der Stirn eines jeden Menschen und können von dort aus regulierend beeinflusst werden. So findet Beta seine Entsprechung im Funktionskreis Leber/Galle, da beide das dynamische, aktive Prinzip verkörpern. Alpha steht in Analogie zum Funktionskreis Niere/Blase. Beide vertreten Begriffe wie Ruhe, Stabilität und Sicherheit. Theta entspricht dem Funktionskreis

Lunge/Dickdarm und damit dem Grundsatz von Inspiration, Intuition und Melancholie. Die punktuelle Induktions-Therapie findet ihre Entsprechung in der Tiefe und Erdverbundenheit des Funktionskreises Milz–Pankreas/Magen. Gamma schließlich ist dem Herz/Dünndarm zugeordnet und beide vertreten den übergeordneten Aspekt.

Die vier Punkte der Basisfunktionskreise Leber/Galle, Niere/Blase, Lunge/Dickdarm und Milz-Pankreas/Magen finden sich auf der so genannten Neurasthenie-Linie der chinesischen Kopfakupunktur, die einen Querfinger oberhalb des Zwischenaugenbrauenpunktes Yin Trang horizontal über die Stirn verläuft. Ihre seitliche Ausdehnung reicht beidseits bis knapp medial einer vertikalen Linie, die von der Pupillenmitte nach oben zieht. Die beiden äußeren Punkte entsprechen den Einzelfrequenzen von Beta (rechts) und Alpha (links). Jeweils einen Querfinger nach medial befinden sich die zwei weiteren Wellenpunkte, rechts für Delta und links für Theta. Der übergeordnete Punkt für Gamma liegt in der Mitte der Stirn.

In der Praxis erweist sich einer dieser fünf Punkte immer als besonders drucksensibel. Dieser Punkt repräsentiert die therapierelevante Einzelfrequenz. Wichtig ist in diesem Zusammenhang, vor jeder Behandlung erneut zu testen, da sich das Funktionsbild und damit das Wellenmuster von Fall zu Fall verschieben kann."

Die fünf Wellenpunkte nach Robert Füss

Die Wellenpunkte auf der Stirn stehen am Beginn einer jeden Induktions-Therapie. Es hat ganz den Anschein, als seien sie gleichsam Türöffner, die durch die Behandlung übergeordneter Regelzentren einen Grundimpuls in die gestörten Frequenzbereiche tragen.

Weiterhin sind die Wellenpunkte der Neurasthenie-Linie insofern von Bedeutung, als über sie der Frequenzbereich ausgetestet wird, der während einer gesamten Behandlungssitzung zum Einsatz gelangt. Wird beispielsweise der Alpha-Punkt auf der Stirn als der schmerzhafteste Punkt getestet, so stellt Alpha die Einzelfrequenz dar, mit der alle weiteren Punkte im Verlauf der Therapie induziert werden, gleichgültig, ob es sich um Ohr-, Steuerungs- oder andere Somatotopie-Punkte handelt.

Die Idee von Robert Füß, den gestörten Rhythmus innerhalb der fünf Wellenformen durch die dominante Druckdolenz der vier Punkte auf der Neurasthenie-Linie sowie den fünften in der Mitte der Stirn zu testen, war ein Durchbruch bei der Behandlung von symptomatischen Punktketten. Besonders relevant ist hierbei die Ohr-Akupunktur. Sie stellt für die Induktions-Therapie eine effektive, in sich abgeschlossene Somatotopie dar. Ich verweise auf die Fachliteratur, besonders auf das Buch von Günter Lange, der zu den großen und besonderen Therapeuten der Auriculo-Therapie zählt.

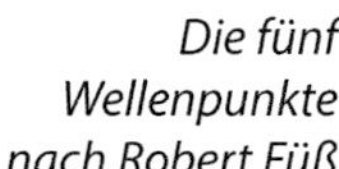
Die fünf Wellenpunkte nach Robert Füß

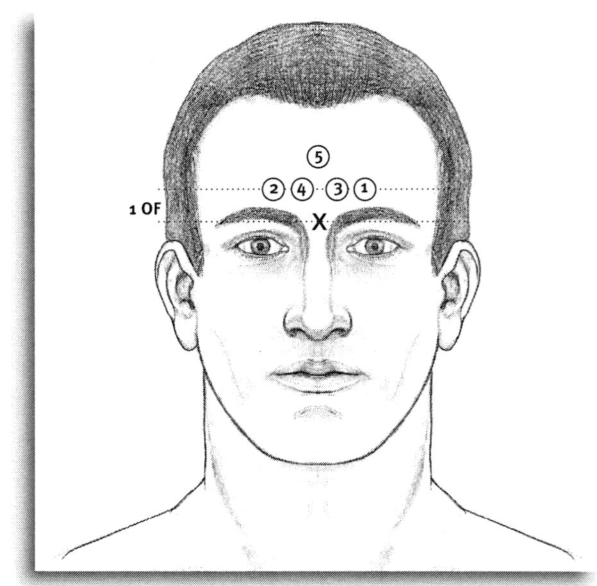

1. FK Niere/Blase .... Alpha
2. FK Leber/Galle .... Beta
3. FK Lunge/Dickdarm .... Theta
4. FK MP/Magen .... Delta
5. FK Herz/Dünndarm .... Gamma

Nach wie vor gilt die Vorgehensweise, wie sie Robert Füß beschreibt. Bedingt durch die mittlerweile umfassende praktische Erfahrung und die weiterentwickelte Technik der neuen Synapsis-Geräte konnte allerdings die Applikationszeit von zwei Minuten pro Punkt auf ein Viertel der Zeit reduziert werden. Damit wurde die Induktions-Therapie nicht nur weniger zeitintensiv, sondern auch noch wesentlich effektiver. Das weiterentwickelte, handliche Synapsis point 2 Gerät fährt die Wellenschaukel der einzelnen Rhythmen innerhalb von 30 Sekunden ab. Zum besseren Verständnis möchte ich diese Schaukel bildlich darstellen.

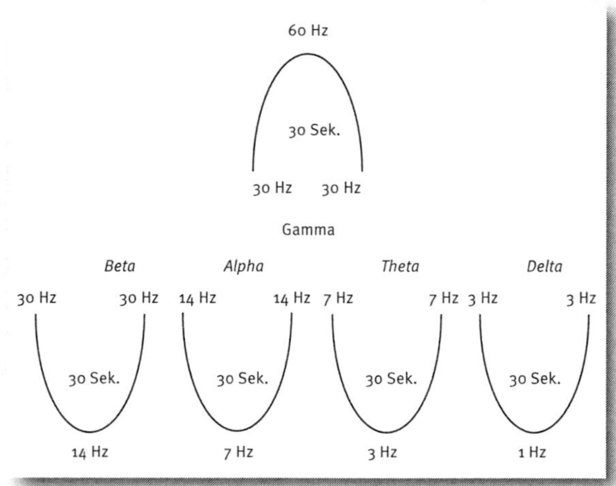

Die Frequenz-Schaukeln

Grundtherapie und Therapiebeispiele mit den getesteten Einzelfrequenzen

Die Grundtherapie mit den getesteten Einzelfrequenzen beginnt mit der Festlegung der vier Punkte auf der Neurasthenie-Linie und dem Gammapunkt (siehe Bild Seite 126).

Nehmen wir an, der Punkt 1 = Alpha wäre der druckdolent dominante Punkt. Wir geben eine Frequenzschaukel mit der Amplitude Alpha auf diesen Punkt (die drei anderen Punkte der Neurasthenie-Linie und der Gammapunkt werden nicht einbezogen).

Danach behandelt man alle weiteren Therapiepunkte – zum Beispiel des Ohres – mit dieser Frequenz. Mit dem Synapsis point 2 Gerät ist die Applikation denkbar einfach.

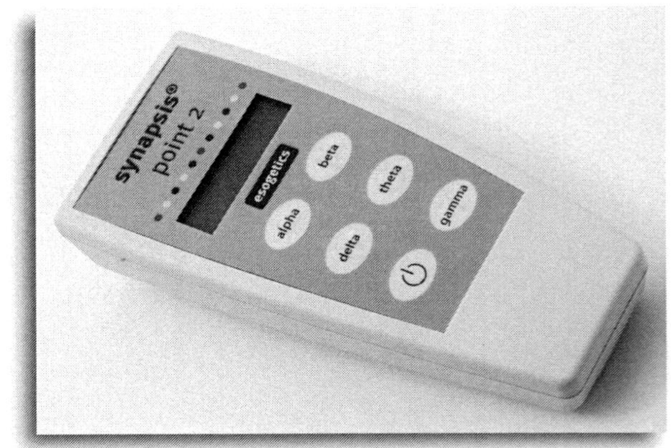

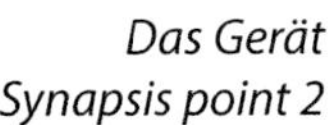
Das Gerät Synapsis point 2

Periarthritis humero-scapularis

Die Therapie dauert pro Punkt 30 Sekunden. Zuerst den druckdolent getesteten Punkt (z. B. Alpha-Punkt) auf der Neurasthenie-Linie behandeln, danach die Punkte am Ohr. Dr. Krack, dessen Schüler Günter Lange war, erklärte einmal, dass man bei einem Rechtshänder das linke, bei einem Linkshänder das rechte Ohr behandeln sollte. Meiner Erfahrung nach gilt dies auch heute noch, bis auf wenige Ausnahmen.

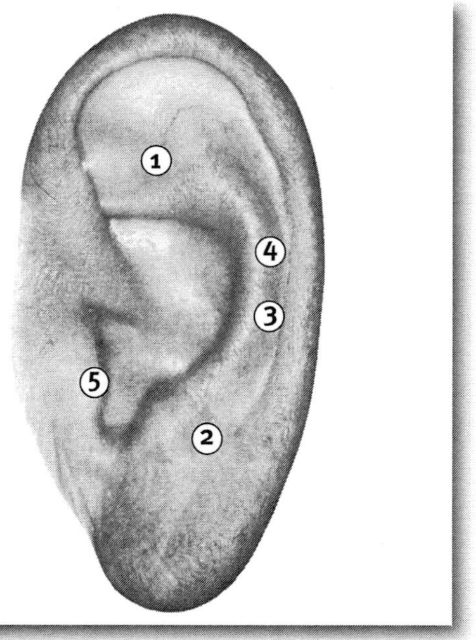

Behandlung Periarthritis humero-scapularis

1. Punkt 55 (Chen men)
2. Punkt 29 (Polster)
3. Punkt 64 (Schultergelenk)
4. Punkt 65 (Schulter)
5. Punkt 13 (Nebenniere)

Migräne

Bei der Migräne kommt es entscheidend auf die Ursachenfindung an. In der esogetischen Medizin ist die Ursache durch Hinweise der ETD-Diagnostik relativ gut festzustellen. Aus der Gesamtübersicht der gestörten therapeutischen Areale ergibt sich auch die Zusammenstellung der Punktbereiche des Ohres.

Eine überragende Einstimmungsbehandlung zu der auf der Neurasthenie-Linie getasteten und über den entsprechenden Punkt induzierten Frequenz ist das anschließende Streichen der vegetativen Rinne nach Günter Lange auf beiden Ohren. Ist der Patient Rechtshänder, beginnt man mit dem linken Ohr – und umgekehrt. Anschließend induziert man auf dem zu behandelnden Ohr (bei Rechtshändern das linke, bei Linkshändern das rechte Ohr) entsprechend der Diagnose die Punkte, die eine allgemeine Einstimmung in das Problem Migräne bedeuten.

Hier nun ein Beispiel für die Kombination der Punkte zur allgemeinen Einstimmung:

Migräne-Behandlung

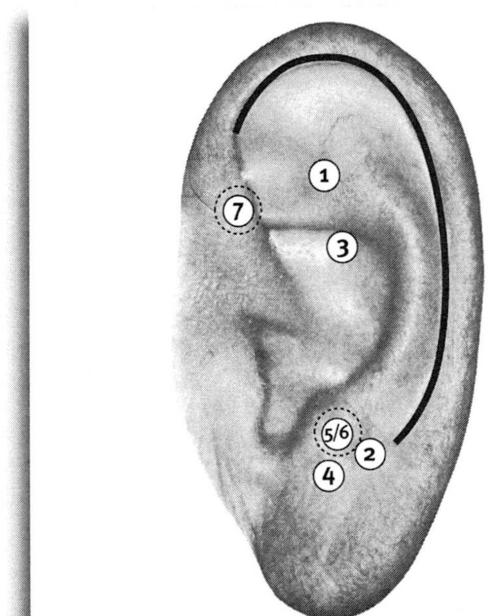

Die vegetative Rinne nach Günther Lange ausstreichen

1. Punkt 55 (Chen men)
2. Punkt 29 (Polster)
3. Punkt 95 (Niere)
4. Punkt 36 (Kopf/Schädel)
5. Punkt 26 a (Gehirnpunkt)
6. Punkt 35 (Sonne, liegt Punkt 26 a gegenüber – Tragusinnenseite)
7. Punkt 51 (Vegetativum)

Harninkontinenz

Nun möchte ich noch ein weiteres Behandlungskonzept für die Induktions-Therapie mit dem Synapsis point 2 Gerät vorstellen. Es handelt sich um die sehr schwer zu behandelnde Harninkontinenz, eine für alle unmittelbar Betroffenen höchst unangenehme Symptomatik. Schon früh entdeckte ich, dass die Behandlung der Ohrpunkte nach König/Wancura in Kombination mit dem Inkontinenzpunkt nach Mozer oft schon nach einer einzigen Behandlung eine deutliche Verbesserung der lästigen Symptomatik brachte.

Auch hier wird wiederum zuerst die zugehörige Welle auf den getasteten Punkt der Neurasthenie-Linie appliziert. Danach behandelt man die angegebenen Ohrpunkte und zum Schluss den Inkontinenzpunkt nach Mozer. Letzterer befindet sich im oberen Drittel der linken Leiste. Dieser Punkt muss ebenfalls getastet werden. Er hebt sich im Krankheitsfall erheblich durch Schmerzhaftigkeit von der Umgebung ab.

Folgende Punkte sind im Ohr zu behandeln, wobei auch hier die Erfahrung zeigt, dass das kontralaterale Ohr zur Rechts- oder Linkshändigkeit des Patienten dominant ist.

Ohrpunkte bei Harninkontinenz

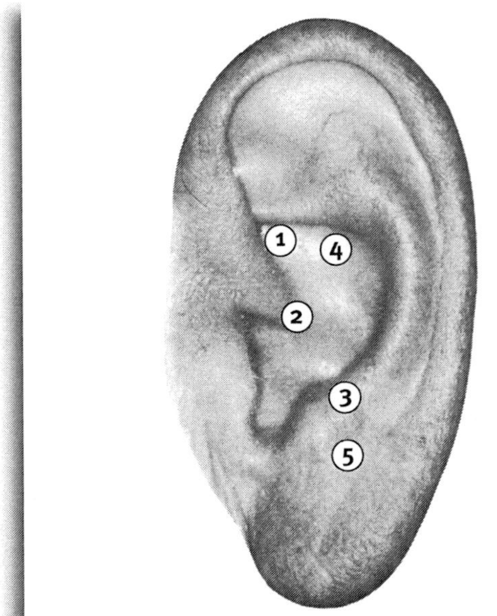

Ohrpunkte bei Harninkontinenz

1. Punkt 92 (Blase)
2. Verzweigungspunkt 83
   (Endpunkt des Plexus solaris, Punkt der Beklommenheit)
   Er liegt zwlschen dem O-Punkt und der Zone 87 auf dem Helixfuß auf einem kleinen, oft empfindlichen Knötchen.
   Die Lage entspricht dem Plexus-Punkt nach Nogier.
3. Punkt 25 (Hirnstamm)
4. Punkt 95 (Niere)
5. Punkt 29 (Polster)

Der Inkontinenzpunkt nach Mozer

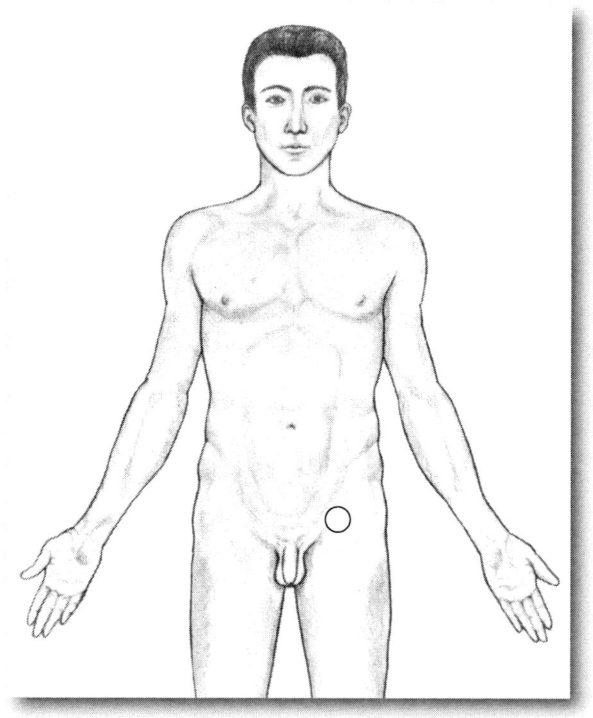

Der Inkontinenzpunkt nach Mozer

Zur Darstellung der Methodik dürften diese drei Beispiele ausreichen. Dieses Konzept lässt sich auf alle anderen Wirkareale übertragen. Hat man eine klare Diagnose, so ergeben sich je nach Wissensstand ebenso klare Konzepte.

Anwendung der Frequenzen Gamma, Beta, Delta, Alpha und Theta zusammen

Nach der Optimierung des Induktionsvorganges selbst beschäftigte mich die Hypothese, dass man bei bestimmten Zuständen die Ebene der Einzelapplikation einer getesteten Hirnwelle verlassen musste – ähnlich wie dies bei den verschiedenen Rhythmen der komplexen Induktions-Programme der Fall ist. Zwar zeigt sich während der einzelnen Phasen des Lebens ein einzelner Hirnrhythmus dominant, dennoch sind auch die restlichen drei Wellenformen immer vorhanden. Zum besseren Verständnis möchte ich ein Beispiel anführen: Bei einem Schmerzpunkt testen wir die Qualität Theta auf der Neurasthenie-Linie. Der Patient ist wach, hat die Augen offen und ist damit im dominanten Rhythmus Beta. Die Frequenz des Beta-Rhythmus ist durch den verspürten Schmerz extrem hoch, obwohl beim Test der vergleichsweise niedrige Theta-Rhythmus dominiert. Solche Diskrepanzen machten mich nachdenklich und ich versuchte die Wirkung der Induktion zu erhöhen, indem ich alle vier Rhythmen in der Reihenfolge Beta, Delta, Alpha und Theta applizierte. Die positive Reaktion meiner Patienten verblüffte mich besonders deshalb, weil ich für die Testungen lediglich Somatotopien und Reflexfelder benutzte, die bei anderen Therapiemedien der esogetischen Medizin längst eingesetzt wurden. Ich schloss daraus, dass eine beliebige gestörte Hirnwelle Symptome oder Krankheit erzeugt und gleichzeitig abhängig ist von den drei restlichen Wellenformationen. Nur so ließ sich erklären, warum bei so vielen Patienten die Einzelwelle zwar Erleichterung oder auch Befreiung der Symptomatik brachte, sie jedoch unter Umständen nach kurzer Zeit wieder aufleben ließ. Die gesamte Vorgehensweise der Induktions-Therapie war neu zu überdenken. Ich kam zu dem Schluss, dass man bei einer wie auch immer gearteten Behandlung verschiedene Schichten des Seins anspricht. In dem Maße, wie ein einzelner Gehirnrhythmus unmöglich im Alleingang über unser

Leben bestimmen kann, so kann auch nicht nur ein einzelner Wellenbereich durch eine Therapie angesprochen werden.

Durch die Erfahrung mit den Frequenz-Schaukeln der vier Basis-Rhythmen Beta, Delta, Alpha und Theta war es nun logisch, den Rhythmus Gamma zu integrieren. Die punktuelle Gammaschaukel bezieht sich auf die Frequenzen 30 bis 60 Hz.

Wir konnten erkennen, dass bei der Behandlung mit den fünf Frequenzen die Gammaschaukel immer zuerst abgegeben wird. Danach behandeln wir weiter in der Reihenfolge Beta, Delta, Alpha und Theta.

Hierbei ist Gamma, mit einigen Ausnahmen, immer der Mittelpunkt des zu behandelnden Feldes.

Die Vorgehensweise der punktuellen Induktions-Therapie

Die beschriebenen Induktions-Therapien werden als Testbehandlung eingesetzt, welche die Diagnose bestätigt oder aber andere Ursachen aufdeckt – zum Beispiel durch die Reaktion des Patienten. Vor allem die Zentren des Gesichts lösen oft eine positive Reaktion bei kranken Menschen aus.

Das Wichtigste in Kürze:

1. Der übergeordnete Impuls steht am Anfang der Therapie. Hierbei möchte ich nicht ausschließen, dass es mehrere solcher übergeordneter Impulse gibt. Bitte wählen Sie immer nur eine der nachfolgenden übergeordneten Therapien aus.
2. Die Indikation richtet sich nach den dargestellten Krankheitszuständen. In diesem Handbuch dominiert das Gitternetz des Gesichtes.
3. Eine weitere Entwicklung ergab, dass wir zu der Rhythmen-Therapie die Farbpunktur applizieren. Diese Idee brachte uns noch bessere und besonders stabilere Ergebnisse bei unseren Patienten.
4. An eine solche Therapie können alle anderen Behandlungsmaßnahmen angekoppelt werden.

Grundtherapien der Frequenzen Gamma, Beta, Delta, Alpha und Theta

Die Schmerzuhr der Esogetik

Dieser als Schmerzuhr bezeichnete Kreis auf der Stirn hat in der Tat Bezug zu allen Schmerzsituationen des Menschen. Der äußere Kreis repräsentiert die Reflexzonen der Wirbelsäule vom ersten HWK bis zum Steißbein, insgesamt 26 Punkte – entsprechend den 24 Wirbelkörpern, dem Kreuzbein und dem Steißbein. Die vier Quadranten des Kreises entsprechen den Qualitäten der vier Hirnwellen, wobei nur der Mittelpunkt des jeweiligen Quadranten behandelt wird.

Indikation:

Ich bezeichne das Feld innerhalb der Schmerzuhr auch als Ur-Feld der Rhythmen unseres Lebens. Alle Indikationen im Reflexfeld der Stirn sind mit dem Mittelpunkt dort verbunden. Besonders therapieresistente Erkrankungen reagieren gut auf die Behandlung der Rhythmen im Kreis der Schmerzuhr.

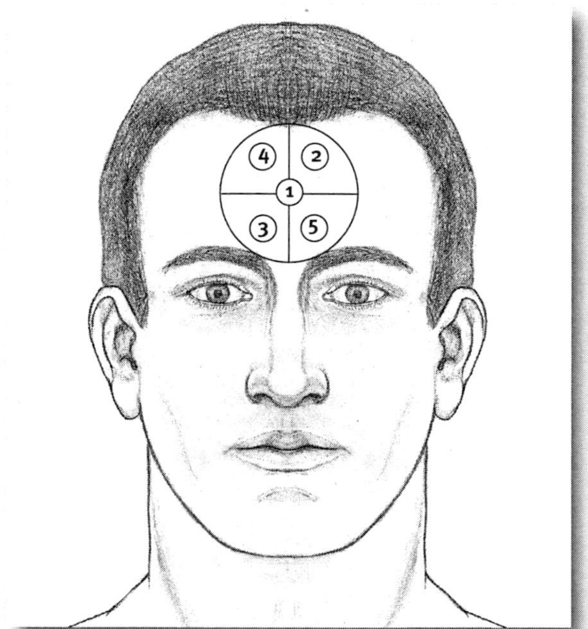

Die Schmerzuhr der Esogetik

Lage und Behandlungsequenz:

Die Uhr hat einen Durchmesser vom Haaransatz bis zum Punkt Yin Trang. Die Behandlungspunkte liegen in der Mitte des jeweiligen Quadranten sowie in der Mitte der Stirn.

1. Akupunktur/Piezoelektrische Impulse
2. Punktuelle Behandlung mit den Rhythmen des Gehirns
3. Farbpunktur mit den Seele-Geist-Farben
   1. Punkt 1 .... Gamma/Ultraviolett (Dunkelgrau)
   2. Punkt 2 .... Beta/Purpur
   3. Punkt 3. .... Delta/Lichtgrün
   4. Punkt 4. .... Alpha/Türkis
   5. Punkt 5 .... Tetha/Rosé

Die Rhythmen der Lymphe

Eine zweite sehr wichtige Einstiegstherapie ist die übergeordnete Therapie der fokalen Intoxikation.

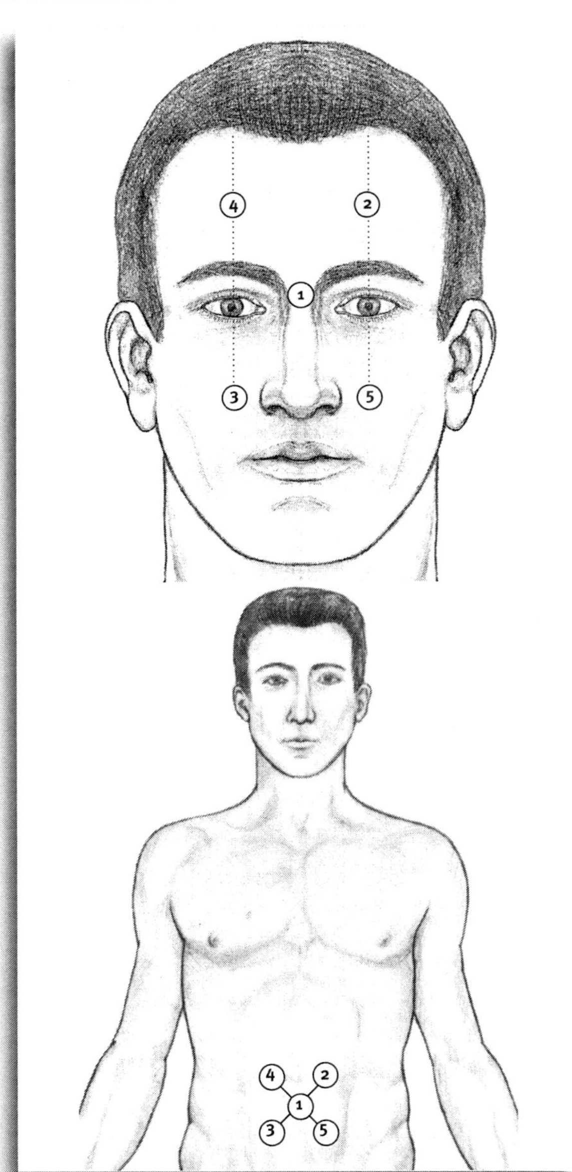

Die Rhythmen der Lymphe

Indikation:
Reaktionstest toxisches Grundmuster, übergeordnete Therapie der fokalen Intoxikation, Aktivierung des Lymphflusses.

Lage und Behandlungssequenz:
Es werden erst die Punkte des Gesichts, dann die Punkte des Bauches behandelt.
Punkt 1: liegt im Zentrum der Punkte 2 bis 5 auf der Nase
Punkte 2 und 4: Die Hypothalamuspunkte auf einer Linie in der Mitte der Stirn, senkrecht zu den Pupillen
Punkte 3 und 5: Die Kieferhöhlenpunkte liegen ebenfalls auf dieser Linie – direkt unterhalb des Jochbogens
Aggressive Zonen: Die aggressiven Zonen liegen etwa zwei Querfinger (bei stark beleibten Patienten eventuell auch drei Querfinger) vom Nabelrand entfernt

1. Akupunktur der Punkte des Gesichtes und des Bauches zusammen oder Piezoelektrische Impulse (zuerst das Gesicht, dann der Bauch)
2. Punktuelle Behandlung mit den Rhythmen
3. Farbpunktur mit den Seele-Geist-Farben
   1. Punkt 1 .... Gamma/Ultraviolett (Dunkelgrau)
   2. Punkt 2 .... Beta/Purpur
   3. Punkt 3 .... Delta/Lichtgrün
   4. Punkt 4 .... Alpha/Türkis
   5. Punkt 5 .... Tetha/Rosé

Meist treten nach der Behandlung Reaktionen auf, die einerseits positiv sind (vorhandene Symptome werden aufgelöst). Andererseits kann ein beliebiges Gebiet plötzlich stark fokussiert sein (zum Beispiel Zahn, Höhle oder Narbe). Bei beiden möglichen Reaktionen ist dann der Begriff Fokaltoxikose gerechtfertigt. Hier müssen wir auch diagnostisch auf Herdsuche gehen.

Der Melatonin-Rhombus und der Nabel-Rhombus

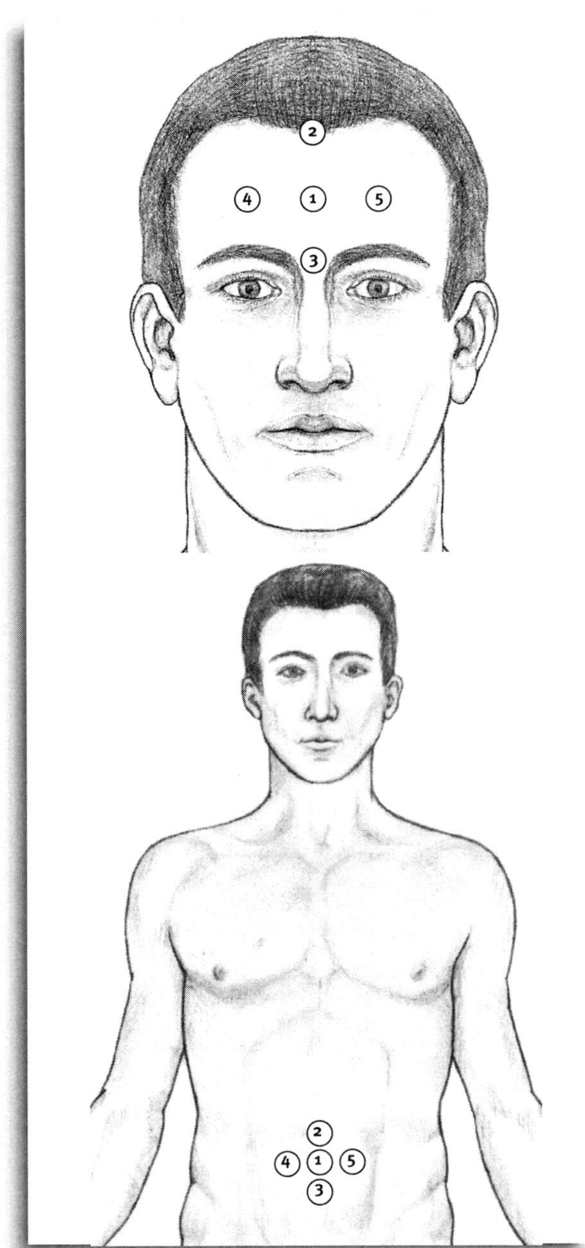

Der Melatonin- und der Nabel-Rhombus

Indikation:
Regulation der endokrinen Trias Epiphyse–Hypophyse–Hypothalamus, endokrine Insuffizienz, Ausgleich psychischer Belastungen, Schlafrhythmik, Stase im endokrinen Grundmuster.

Lage und Behandlungssequenz:
Zuerst werden die Punkte des Gesichts, dann die Punkte des Bauches behandelt.
Punkt 1: Mitte der Stirn
Punkt 2: Im Bereich des Haaransatzes in der Mitte
Punkt 3: Zwischen den Augenbrauen
Punkte 4 + 5: Die Hypothalamuspunkte auf einer Linie in der Mitte der Stirn, senkrecht zu den Pupillen

Die Punkte des Nabel-Rhombus liegen in Kreuzform 2 Querfinger von der Nabelmitte entfernt.

1. Akupunktur der Punkte des Gesichtes und des Bauches zusammen oder Piezoelektrische Impulse (zuerst das Gesicht, dann der Bauch)
2. Punktuelle Behandlung mit den Rhythmen
3. Farbpunktur mit den Seele-Geist-Farben
   1. Punkt 1 .... Gamma/Ultraviolett (Dunkelgrau)
   2. Punkt 2 .... Beta/Purpur
   3. Punkt 3 .... Delta/Lichtgrün
   4. Punkt 4 .... Alpha/Türkis
   5. Punkt 5 .... Tetha/Rosé

Kombinationen ohne exakte Mitte – Behandlung von GG 20

Nun kennen wir zahlreiche definierte Rhythmen-Therapien, bei denen wir die Mittelpunkte und damit die Gamma-Frequenz festlegen müssen.

Nachstehend folgender Merksatz: Wenn wir bei der Festlegung der Applikation Gamma-Frequenz keine klare Mitte definieren können, verwenden wir den Punkt GG 20. Hierzu ein Beispiel:

Rekonvaleszenz-Therapie

Indikation:
Diese Behandlung ist eine allgemeine Regenerations-Therapie. Ich benutze dabei 4 Punkte, die ich als Lebensströme oder Lebenspunkte verstehe. Die Behandlung dauert nur 2 Minuten und ist in vielen Fällen sofort fühlbar. Die Patienten geben an, dass sie sich durch die Induktion der vier Punkte sofort freier und aufgerichteter fühlen.

Lage und Behandlungssequenz:

1. Akupunktur der Punkte oder Piezoelektrische Impulse
2. Punktuelle Behandlung mit den Rhythmen
3. Farbpunktur mit den Seele-Geist-Farben
    1. Punkt 1 Mitte des Schädeldachs bei GG 20 .... Gamma/Ultraviolett (Dunkelgrau)
    2. Punkt 2 Ein Querfinger oberhalb der Achselfalte (auf der Medianen) .... Beta/Purpur
    3. Punkt 3 KG 12 (Mitte Brustbeinspitze – Bauchnabel) .... Delta/Lichtgrün
    4. Punkt 4 gegenüber Punkt 3 .... Alpha/Türkis
    5. Punkt 5 KG 18 (ca. Mitte des Brustbeins) .... Tetha/Rosé

Auch hier ist auf unmittelbare Reaktionen zu achten, denn sie zeigen dem Therapeuten, wo der Grund für den Kräfteabbau verborgen ist.

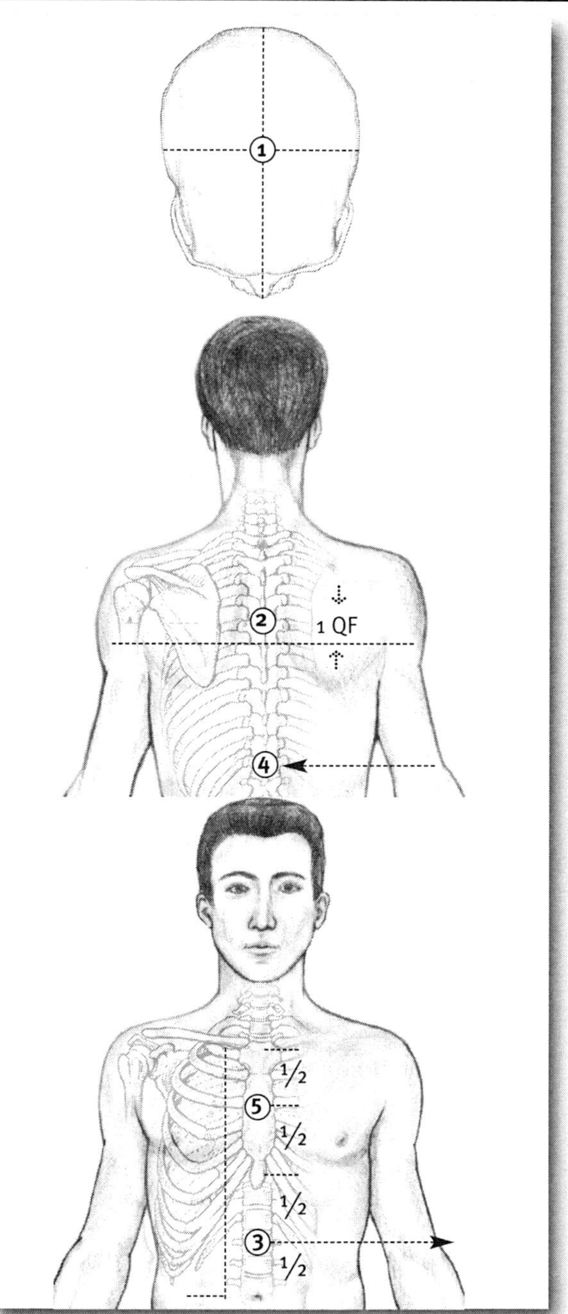

Rekonvaleszenz-Therapie

Kombinationen ohne exakte Mitte – Behandlung von Tephereth (Solarplexus)

Bei dieser Möglichkeit geht es darum, den Lichttransfer von oben nach unten und umgekehrt anzuregen. Licht ist wie wir wissen reine Information und alle Menschen partizipieren davon, jeder in seiner Individualität. Die Entwicklung (geistig-seelisch) hängt auch davon ab, inwieweit wir das lebendige System der Zell-Schwingungen damit aufladen können. Die Kommunikation der Zellen untereinander wiederum ist nach Prof. F. A. Popp durch das in der DNA gespeicherte kohärente Licht möglich. Licht ist die Sprache der Zellen und durch Licht wird das, was wir Zellbewusstsein nennen, aktiviert. So gesehen ist es also wichtig, das sichtbare Licht dieser und das unsichtbare Licht höherer Dimensionen in uns aufzunehmen.

Dies kann durch die nachstehende Behandlung angeregt werden, wobei insbesondere die Frequenz Gamma Priorität hat. Stellen wir uns vor, dass der Mensch mit erhobenen Armen, die Hände und Finger nach oben gestreckt, dem so genannten Yang Licht ausgesetzt ist, es dort aufnimmt und nach unten leitet. Mit den Füßen stehen wir auf der Erde und nehmen von dort die Yin Qualität des Lichtes auf. Beides kumuliert sich nach meiner Meinung in der Mitte unseres Körpers (Sephira Tephereth). Anders betrachtet strömt von oben das absolute Weiß und von unten das absolute Schwarz, vermischt sich miteinander und daraus entsteht, zumindest theoretisch, das Urgrau, welches die Geburt des Lichtes in der Mitte unseres Körpers verantwortet. Aus dieser Hypothese heraus stellte ich mir vor, dass man diesen lebensnotwendigen Vorgang unterstützen kann, indem wir definierte Regulatoren im Hand- und Fußbereich aktivieren.

Wenn es so ist, dass die Gamma-Wellen unser Gehirn synchronisieren, dann stellen sie die Quelle aller Rhythmen unseres Gehirns dar und deshalb werden wir diese zuerst applizieren.

Besonders bei schweren lange bestehenden Krankheiten behandelt man Tephereth. Dieser Punkt liegt 3 Querfinger unterhalb der Brustbeinspitze.

Nachstehend zeigen wir zwei Möglichkeiten, die dazu dienen, einen harmonischen Informationsfluss anzuregen. Dabei ist die Frequenz-Schaukel des Gamma-Rhythmus von Bedeutung. **Beide Sequenzen werden nacheinander behandelt.**

Behandlung von Tephereth – Sequenz 1

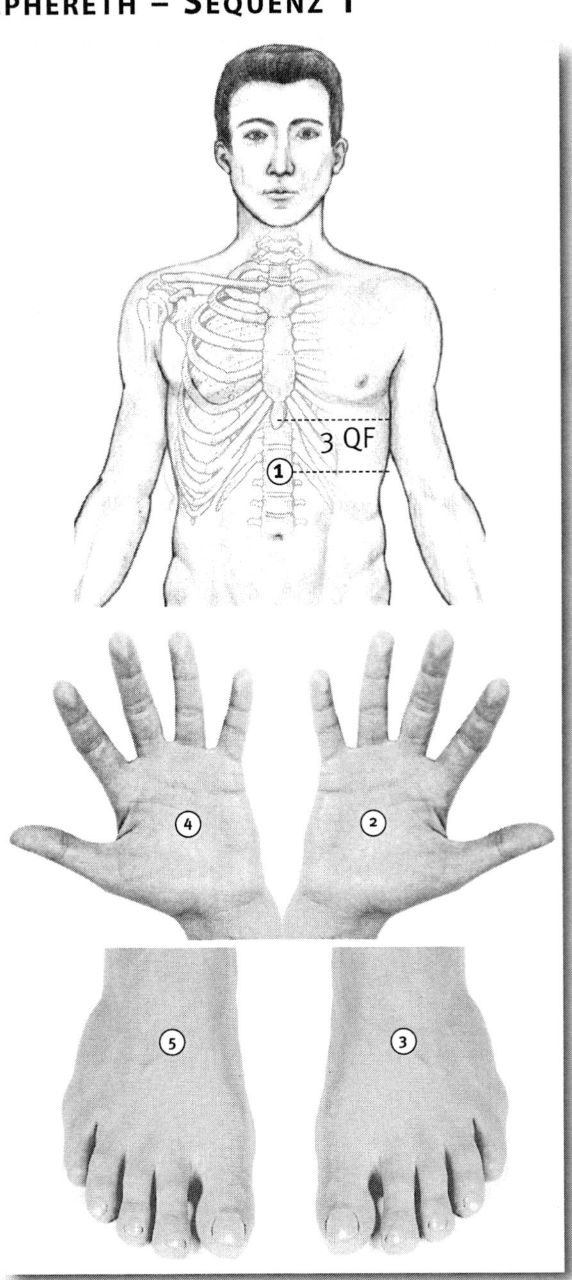

Sequenz 1

Lage:
Tephereth liegt 3 Querfinger unterhalb der Brustbeinspitze. Die Positionen liegen in der Mitte der Handinnenflächen und der Liesfrank'schen Gelenklinie auf dem Fußrücken.

1. 3 Querfinger unter der Brustbeinspitze
2. Mitte des Handtellers rechts
3. Mitte Fußrücken links
4. Mitte des Handtellers links
5. Mitte Fußrücken rechts

Als Punkt 1 wird Tephereth behandelt. Besonders bei schweren, lange bestehenden Krankheiten behandelt man diesen Punkt.

Behandlungssequenz:
1. Akupunktur der Punkte oder Piezoelektrische Impulse
2. Punktuelle Behandlung mit den Rhythmen
3. Farbpunktur mit den Seele-Geist-Farben
   1. Punkt 1 .... Gamma/Ultraviolett (Dunkelgrau)
   2. Punkt 2 .... Beta/Purpur
   3. Punkt 3.................................... Delta/Lichtgrün
   4. Punkt 4.................................... Alpha/Türkis
   5. Punkt 5 .... Tetha/Rosé

Im Anschluss wird die Sequenz 2 behandelt.

Behandlung von Tephereth – Sequenz 2

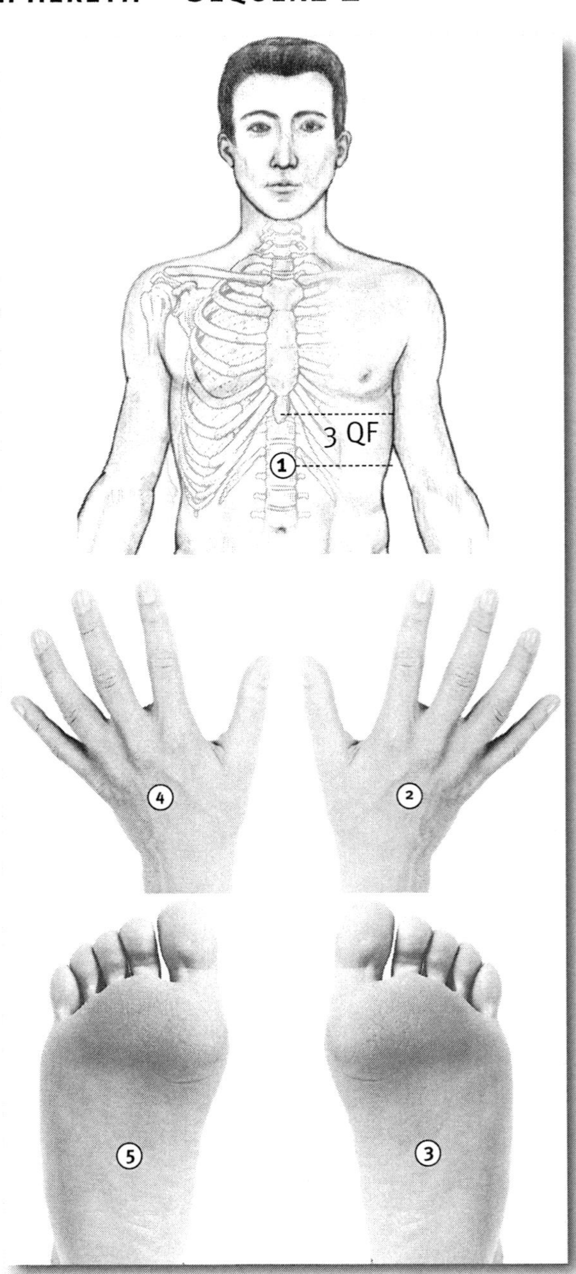

Sequenz 2

Lage:

Tephereth liegt 3 Querfinger unterhalb der Brustbeinspitze. Die Positionen liegen in der Mitte des Handrückens und in der Mitte der Fußsohle.

1. 3 Querfinger unter der Brustbeinspitze
2. Mitte des Handrückens rechts
3. Mitte der Fußsohle links
4. Mitte des Handrückens links
5. Mitte der Fußsohle rechts

Als Punkt 1 wird Tephereth behandelt. Besonders bei schweren, lange bestehenden Krankheiten behandelt man diesen Punkt.

Behandlungssequenz:

1. Akupunktur der Punkte oder Piezoelektrische Impulse
2. Punktuelle Behandlung mit den Rhythmen
3. Farbpunktur mit den Seele-Geist-Farben
   1. Punkt 1 .... Gamma/Ultraviolett (Dunkelgrau)
   2. Punkt 2 .... Beta/Purpur
   3. Punkt 3. .... Delta/Lichtgrün
   4. Punkt 4. .... Alpha/Türkis
   5. Punkt 5 .... Tetha/Rosé

Es kann bei diesen Sequenzen zu Reaktionen kommen und man sollte bei schweren Erkrankungen die Behandlung unterbrechen. Ansonsten werden meist Bewegungen von unten nach oben gespürt, die in gesunden Tagen aber keine besonderen Reaktionen auslösen.

Das Gitternetz des Gesichtes

Einer meiner Lehrer, Dr. med. Anton Markgraf, legte immer besonderen Wert auf die Betrachtung des Gesichts. Ich lernte, dass jedwede Belastung des inneren Menschen sich in seinem Gesicht widerspiegelt. Pathologische Veränderungen des Körpers oder der Psyche hinterlassen ihre Zeichen im Gesicht, welche wir unter dem Begriff Pathophysiognomie zusammenfassen. Im Verlauf der letzten 30 Jahre habe ich mich stets daran gehalten, Gesichter besonders sorgfältig zu betrachten und etwaige Veränderungen in die Gesamtdiagnostik einzubeziehen.

Vor ca. 20 Jahren fand ich drei Linien, die von der Augenhöhle über das Gesicht, den Schädel und danach über den gesamten Körper nach hinten und wieder nach vorn ziehen. Die Linie des inneren Augenwinkels nannte ich Ektodermlinie. Die das geradeaus blickende Auge durchschneidende Linie bezeichnete ich als Entoderm-Linie. Die Linie des äußeren knöchernen Augenwinkels ist die Mesodermlinie. Es gab einen guten Grund, hierfür die Namen der Keimblätter zu verwenden: Meine Mitarbeiter und ich experimentierten mit diesen Linien und erkannten mit der Zeit, dass die Zell- und Organzuordnungen, welche man mit den drei Keimblättern in Verbindung bringt, im Zusammenhang mit den gefundenen Linien standen.

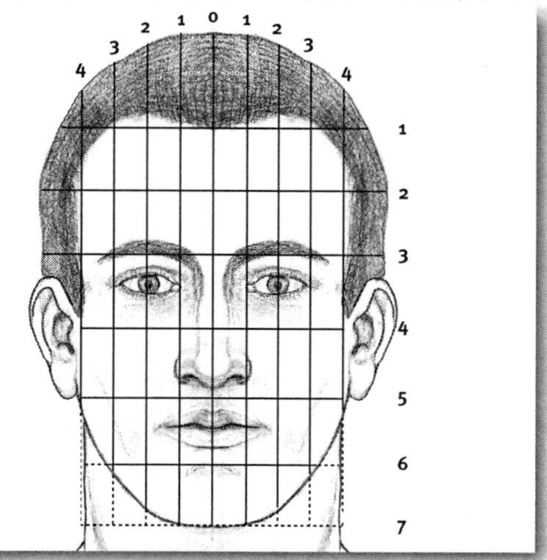

Das Gitternetz des Gesichtes

Waagerecht

1. Linie Thalamus – Hypophyse: Höhe Haaransatz
2. Linie Hypothalamus: Mitte zwischen Haaransatz und Yin Trang
3. Linie des Herzens – Epiphyse: Höhe Yin Trang
4. Destruktive Linie: unmittelbar über der Mitte des Nasensattels
5. Linie Verteilung der Rhythmen: Höhe GG 26 (Mitte Oberlippe)
6. Linie des Sprechens: Höhe KG 24 (Kinngrübchen)
7. Linie des Willens: Höhe Kinnspitze

Senkrecht

0. Mittellinie: mittlere Längsachse des Gesichts
1. Ektodermlinie: knöcherner Augeninnenwinkel, rechts und links
2. Entoderm-Linie: durch die Pupillenmitte beim geradeaus blickenden Auge, rechts und links
3. Mesodermlinie: knöcherner Augenaußenwinkel, rechts und links
4. Amygdala-Linie: parallel zur Mesodermlinie im gleichen Abstand wie Mesoderm-Entoderm-Linie, rechts und links

Die Einteilung des Gesichts nach Carl Huter

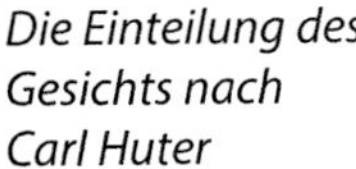

Die Einteilung des Gesichts nach Carl Huter

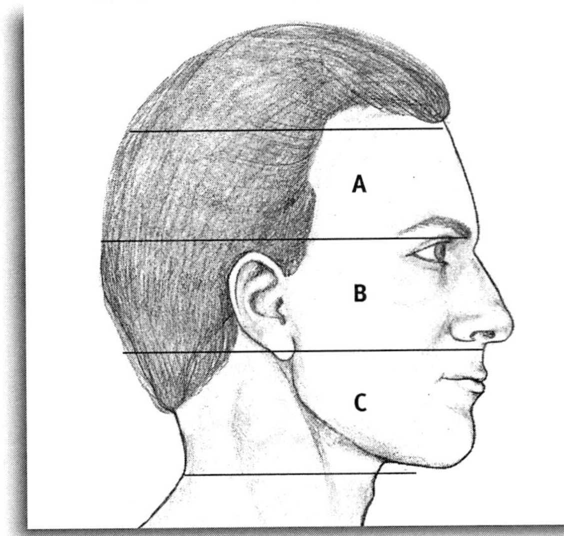

A = Geist
Wissen und Erkennen
oder geistiges Vollbringen

B = Seele
Wollen oder seelische Kraft

C = Körper
Vollbringen und Können oder
körperliche Durchführungskraft

Die Einteilung des Gesichts in der Esogetik

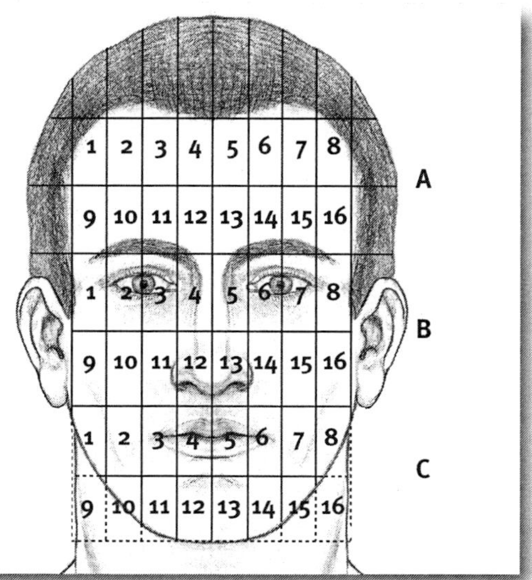

Die Einteilung des Gesichts in der Esogetik

Die klassischen drei Ebenen nach Carl Huter zeigten nun eine Ansammlung von jeweils 16 Rechtecken, welche sich logisch aus den Schnitten ergaben. Durch die Kombination der sieben horizontalen therapeutischen Linien mit den neun vertikalen Linien hatte ich die Einteilung der drei Ebenen nach Huter neu erarbeitet und ein Gitternetz des Gesichts konstruiert, mit dem ich nun alle physiognomischen Veränderungen wesentlich differenzierter zuordnen konnte.

Auf dieser Grundlage baute nun die praktische Erforschung dieser Gitternetz-Felder auf. Zeitintensive empirische Studien haben bestätigt: Innerhalb der festgelegten 3 x 16 Sektoren zeigten sich Relationen zur menschlichen Gehirnrhythmik in den Qualitäten Gamma, Beta, Alpha, Theta und Delta. Zunächst legte ich die Zentralpunkte des Gitternetzes fest, denen klare Indikationen zugeordnet werden. Sie beziehen sich besonders auf vier übergeordnete Felder bzw. Zentren: die zwischen dem Mesoderm und der Kraftlinie liegenden zwei Aktivationsfelder rechts und links, welche die Indikationen aller Felder in den drei Abschnitten A, B und C des Gesichtes beeinflussen.

Die Zonen des Geistes, der Seele und des Körpers in der Physiognomie-Lehre nach Carl Huter

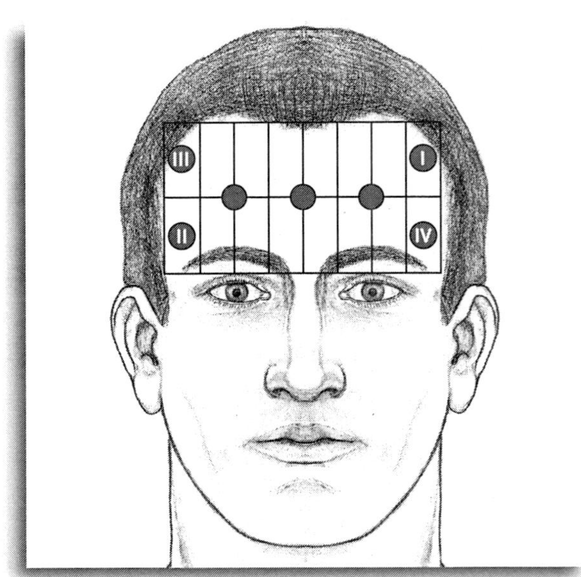

Die Zone des Geistes in der Physiognomie-Lehre nach Carl Huter

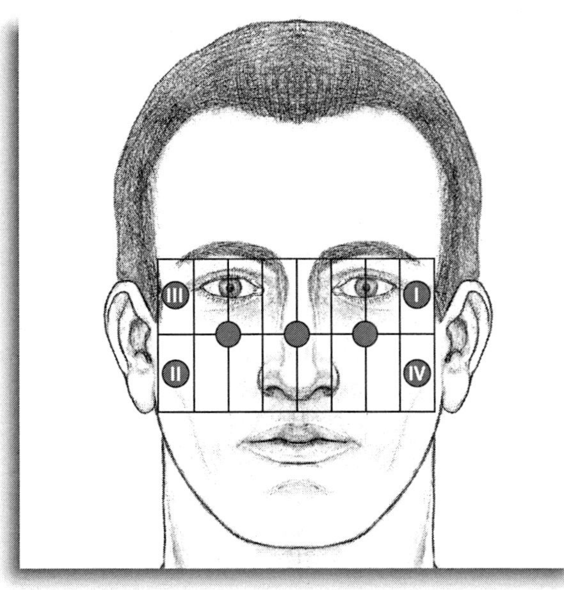

Die Zone der Seele in der Physiognomie-Lehre nach Carl Huter

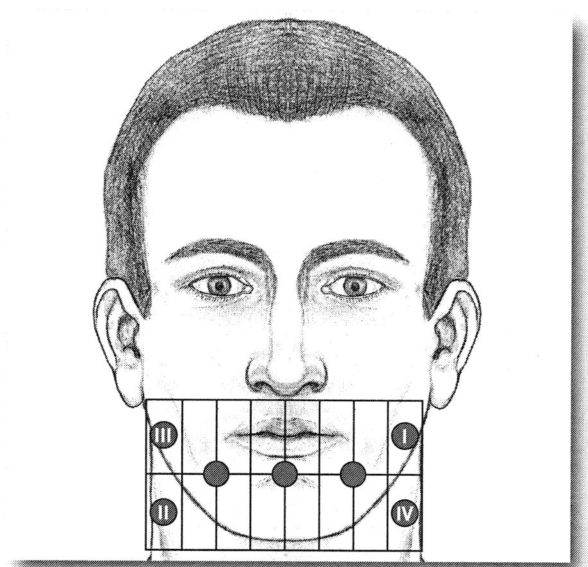

Die Zone des Körpers in der Physiognomie-Lehre nach Carl Huter

In der äußeren Zone zwischen Mesoderm und Kraftlinie konnte ich übergeordnete Felder entdecken, welche die Behandlungsareale dazwischen aktivieren.

Aus diesem Grund werden diese, wie später dargestellt, immer zuerst behandelt.

Nun möchte ich die einzelnen Positionen vorstellen, die Indikationen beschreiben und die Vorgehensweise erklären. Dabei werde ich mich innerhalb der drei Sektoren A, B und C bewegen, deren übergeordnete Rhythmik sich in den Aktivatoren I, II, III und IV befindet.

Die Induktions-Therapie der Zentren im Gitternetz des Gesichtes

Zentrum Nr. 1

Indikationen:

Herz-Kreislauf-Erkrankungen, Schwächezustände (Rekonvaleszenz), Wirbelsäule als Ganzes (Verspannungen, Spasmen), Rachitis, Skrofulose, allgemeine Blutkrankheiten, Augen – hier speziell die Retina, das rechte Auge beim Mann, das linke Auge bei der Frau. Wirkung auf den Neocortex und das gesamte Großhirn. Reflexion auf das Immunsystem. Gesundheit und Lebenskraft sind in diesem Zentrum versammelt.

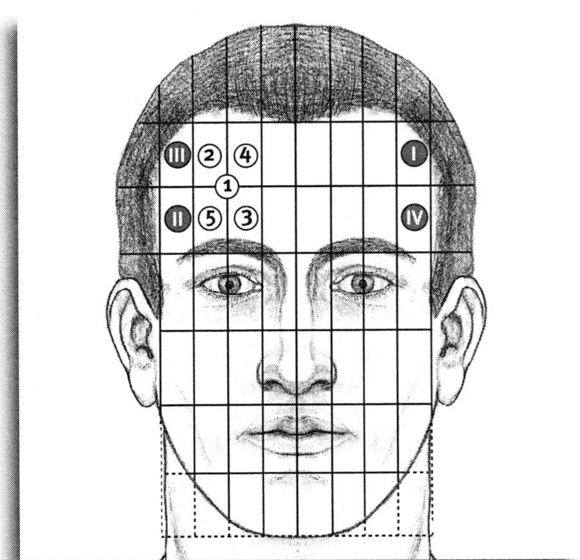

Zentrum Nr. 1

Lage und Behandlungssequenz:
Die Zentralpunkte der übergeordneten Felder I, II, III und IV werden mit der entsprechenden Rhythmenschaukel belegt. Danach folgt die Induktion der Rhythmen in Zentrum 1.

1. Akupunktur aller Punkte oder Piezoelektrische Impulse
2. Punktuelle Behandlung mit den Rhythmen
3. Farbpunktur mit den Seele-Geist-Farben

Übergeordnete Punkte – Aktivatoren
1. GG 20 .... Gamma/Ultraviolett (Dunkelgrau)
2. Punkt I .... Beta/Purpur
3. Punkt II .... Delta/Lichtgrün
4. Punkt III .... Alpha/Türkis
5. Punkt IV .... Tetha/Rosé

Punkte des Zentrums
6. Punkt 1 .... Gamma/Ultraviolett (Dunkelgrau)
7. Punkt 2 .... Beta/Purpur
8. Punkt 3 .... Delta/Lichtgrün
9. Punkt 4 .... Alpha/Türkis
10. Punkt 5 .... Tetha/Rosé

Nach der Behandlung kann der Therapeut jegliches notwendige Behandlungskonzept einsetzen. **Wichtig: Die Reaktionen sind zu registrieren, da sie Hinweise auf die Hintergründe von Erkrankungen geben.**

Zentrum Nr. 2

Indikationen:

Alle Zusammenhänge, welche den Hypothalamus, die Hypophyse und das Limbische System betreffen. Belastungen im Flüssigkeitshaushalt des Körpers wie Blutserum und im besonderen die Lymphe. Zugeordnet ist weiterhin das Cerebellum und alle Indikationen, welche Teile des Gehirns betreffen (Schluckakt, Koordination, Sprache etc.). Organisch sind der Magen, die Brust der Frau und die Milchdrüsen zugeordnet, weiterhin die Fruchtbarkeit bei Mann und Frau. Außerdem wichtig: pH-Wert des Blutes, Harnsäurespiegel, Veränderungen der roten Blutkörperchen, Harninkontinenz.

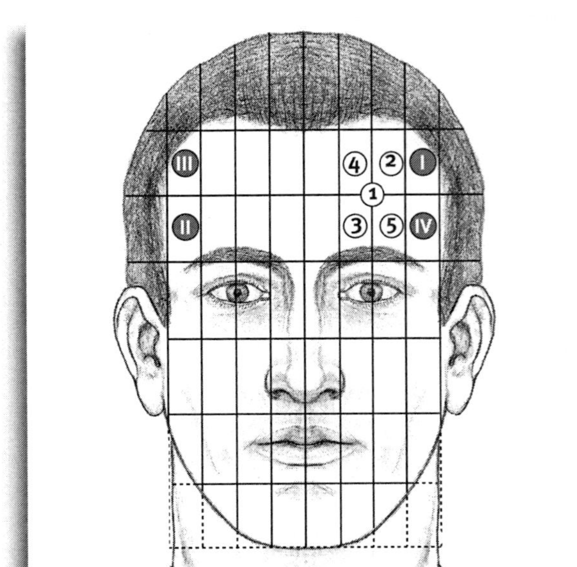

Zentrum Nr. 2

Lage und Behandlungssequenz:
Die Zentralpunkte der übergeordneten Felder I, II, III und IV werden mit der entsprechenden Rhythmenschaukel belegt. Danach folgt die Induktion der Rhythmen in Zentrum 2.

1. Akupunktur aller Punkte oder Piezoelektrische Impulse
2. Punktuelle Behandlung mit den Rhythmen
3. Farbpunktur mit den Seele-Geist-Farben

Übergeordnete Punkte – Aktivatoren
1. GG 20....................... Gamma/Ultraviolett (Dunkelgrau)
2. Punkt I .... Beta/Purpur
3. Punkt II .... Delta/Lichtgrün
4. Punkt III .... Alpha/Türkis
5. Punkt IV .... Tetha/Rosé

Punkte des Zentrums
6. Punkt 1 .... Gamma/Ultraviolett (Dunkelgrau)
7. Punkt 2 .... Beta/Purpur
8. Punkt 3 .... Delta/Lichtgrün
9. Punkt 4 .... Alpha/Türkis
10. Punkt 5 .... Tetha/Rosé

Nach der Behandlung kann der Therapeut jegliches notwendige Behandlungskonzept einsetzen. **Wichtig: Die Reaktionen sind zu registrieren, da sie Hinweise auf die Hintergründe von Erkrankungen geben.**

Zentrum Nr. 3

Dieses in der Mitte der Stirn liegende Zentrum gehört zu den wichtigsten tiefenpsychologischen Sektoren des Körpers. Auch hier liegen an den beiden Außenseiten die übergeordneten Aktivatoren des Gehirns. Auf das Innere des Kreises der Schmerzuhr übertragen wir das Feld der Rhythmen, das spezifischen Indikationen zugänglich ist.

Indikationen:
Wirkung auf Epiphyse und rechte Gehirnhälfte. Psychologische Indikationen beziehen sich insbesondere auf Psychosen und Neurosen. Das Feld hat eine besondere Affinität zu allen Suchtproblemen und Bewusstseinstrübungen. Körperlich bezieht es sich auf Gehirnerkrankungen und Pilzbefall (Candida). Unterstützend bei Abszessen, Geschwüren und Fisteln. Auch der Appendix ist diesem Feld zugeordnet. Weitere Indikationen sind Erschlaffung von Organen, Lähmungen und Vergiftungen. Wirkung auf die Medulla oblongata.

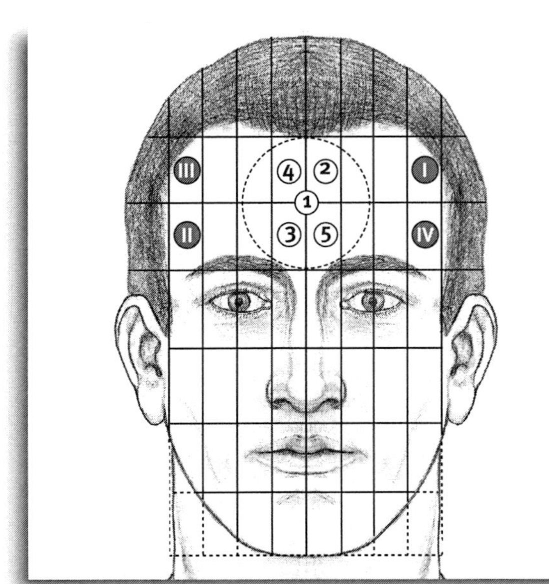

Zentrum Nr. 3

Lage und Behandlungssequenz:
Die Zentralpunkte der übergeordneten Felder I, II, III und IV werden mit der entsprechenden Rhythmenschaukel belegt. Danach folgt die Induktion der Rhythmen in Zentrum 3.

1. Akupunktur aller Punkte oder Piezoelektrische Impulse
2. Punktuelle Behandlung mit den Rhythmen
3. Farbpunktur mit den Seele-Geist-Farben

Übergeordnete Punkte – Aktivatoren
1. GG 20........................ Gamma/Ultraviolett (Dunkelgrau)
2. Punkt I .... Beta/Purpur
3. Punkt II .... Delta/Lichtgrün
4. Punkt III .... Alpha/Türkis
5. Punkt IV .... Tetha/Rosé

Punkte des Zentrums
6. Punkt 1 .... Gamma/Ultraviolett (Dunkelgrau)
7. Punkt 2 .... Beta/Purpur
8. Punkt 3 .... Delta/Lichtgrün
9. Punkt 4 .... Alpha/Türkis
10. Punkt 5 .... Tetha/Rosé

Nach der Behandlung kann der Therapeut jegliches notwendige Behandlungskonzept einsetzen. **Wichtig: Die Reaktionen sind zu registrieren, da sie Hinweise auf die Hintergründe von Erkrankungen geben.**

Zentrum Nr. 4

Die zweite Ebene des Gesichtes nach Carl Huter zeigt interessante Indikationsbereiche. Auch hier sind drei Felder der Regulation zugeordnet, ebenso die übergeordneten Indikatoren der Gesamtebene. Die Abfolge der Behandlung ist die Gleiche wie zuvor: zuerst die vier Aktivatoren, danach die Zentralpunkte der vier Felder des Zentrums 4.

Indikationen:

Jede Form von Leber- und Galle-Erkrankungen, Degeneration der Körperfette, Überzuckerung, Selbstvergiftung durch falsche Ernährung, Störungen des Blutbildes, Neigung zur Arteriosklerose und zu Apoplexien, Arthrosen des Hüftgelenkes (Lebersegment). Besondere Beziehung zur gesamten Leberfunktion.

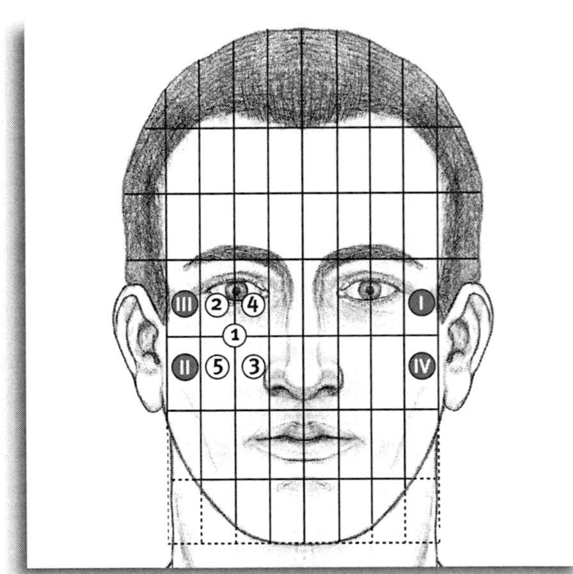

Zentrum Nr. 4

Lage und Behandlungssequenz:
Die Zentralpunkte der übergeordneten Felder I, II, III und IV werden mit der entsprechenden Rhythmenschaukel belegt. Danach folgt die Induktion der Rhythmen in Zentrum 4.

1. Akupunktur der **übergeordneten** Punkte oder Piezoelektrische Impulse. **Durch die Sensibilität des Augenrandes wird das Zentrum nur mit Rhythmen und Farbe behandelt.**
2. Punktuelle Behandlung mit den Rhythmen
3. Farbpunktur mit den Seele-Geist-Farben

Übergeordnete Punkte – Aktivatoren
1. GG 20........................ Gamma/Ultraviolett (Dunkelgrau)
2. Punkt I .... Beta/Purpur
3. Punkt II.. Delta/Lichtgrün
4. Punkt III .... Alpha/Türkis
5. Punkt IV.. Tetha/Rosé

Punkte des Zentrums
6. Punkt 1 .... Gamma/Ultraviolett (Dunkelgrau)
7. Punkt 2 .... Beta/Purpur
8. Punkt 3... Delta/Lichtgrün
9. Punkt 4... Alpha/Türkis
10. Punkt 5 .... Tetha/Rosé

Nach der Behandlung kann der Therapeut jegliches notwendige Behandlungskonzept einsetzen. **Wichtig: Die Reaktionen sind zu registrieren, da sie Hinweise auf die Hintergründe von Erkrankungen geben.**

Zentrum Nr. 5

In Bezug auf die Induktions-Therapie hat dieses Feld eine umfangreiche Indikationsbreite. Zunächst ist es der Gesamtharmonie (wirkt dabei auf alle Felder) zugeordnet. Dabei spielen die Aktivatoren eine besondere Rolle.

Indikationen:
Alle Drüsenerkrankungen, Zellgewebsentzündungen, Wucherungen, Nieren- und Blasenleiden. Die Tonsillen sind diesem Zentrum zugeordnet – wichtig bei Kindern mit Tonsillen-Hypertrophie. Mund und Wangen (Schmerz). Psychologisch ist dieses Zentrum dem inneren und äußeren Harmoniebedürfnis zugeordnet. Die Fühlfähigkeit des Menschen hat hier ihren Platz.

Zentrum Nr. 5

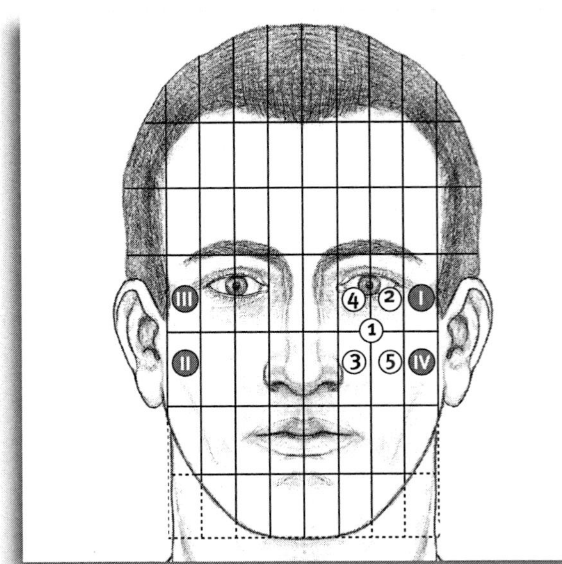

Lage und Behandlungssequenz:
Die Zentralpunkte der übergeordneten Felder I, II, III und IV werden mit der entsprechenden Rhythmenschaukel belegt. Danach folgt die Induktion der Rhythmen in Zentrum 5.

1. Akupunktur der **übergeordneten** Punkte oder Piezoelektrische Impulse. **Durch die Sensibilität des Augenrandes wird das Zentrum nur mit Rhythmen und Farbe behandelt.**
2. Punktuelle Behandlung mit den Rhythmen
3. Farbpunktur mit den Seele-Geist-Farben

Übergeordnete Punkte – Aktivatoren
1. GG 20....................... Gamma/Ultraviolett (Dunkelgrau)
2. Punkt I .... Beta/Purpur
3. Punkt II.................................... Delta/Lichtgrün
4. Punkt III .... Alpha/Türkis
5. Punkt IV.. Tetha/Rosé

Punkte des Zentrums
6. Punkt 1 .... Gamma/Ultraviolett (Dunkelgrau)
7. Punkt 2 .... Beta/Purpur
8. Punkt 3.................................... Delta/Lichtgrün
9. Punkt 4.. Alpha/Türkis
10. Punkt 5 .... Tetha/Rosé

Nach der Behandlung kann der Therapeut jegliches notwendige Behandlungskonzept einsetzen. **Wichtig: Die Reaktionen sind zu registrieren, da sie Hinweise auf die Hintergründe von Erkrankungen geben.**

Zentrum Nr. 6

Die visuelle Mitte des Gesichtes wird von der Nase geprägt. Hier haben alle Zentren des Gitternetzes ihren indikativen Mittelpunkt. In Bezug zu den Erkrankungspotenzialen insgesamt ist dieses Feld der Chronizität von Erkrankungen zugeordnet. Alles Destruktive versammelt sich hier und geht von den Zonen 1 bis 4 aus.

Indikationen:
Stoffwechselstörungen, mesenchymale Intoxikation, Neigung zu Staubildungen, Rheuma, Gicht. Organischer Zusammenhang mit allen Gelenken, den Zähnen (besonders den Molaren), der Haut und der Milz. Das weiße Blutbild, besonders die Leukozyten, sind zugeordnet. Frühzeitige Alterserscheinungen runden das Bild dieses Zentrums ab. Übergeordnete Indikation ist die Starrheit" aller Systeme (auch Starrsinn).

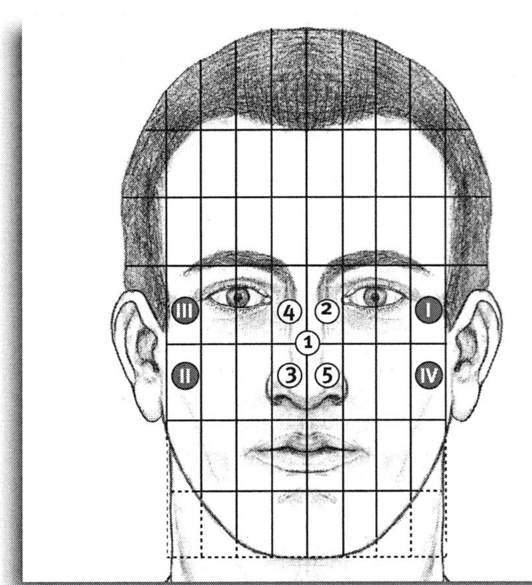

Zentrum Nr. 6

Lage und Behandlungssequenz:
Die Zentralpunkte der übergeordneten Felder I, II, III und IV werden mit der entsprechenden Rhythmenschaukel belegt. Danach folgt die Induktion der Rhythmen in Zentrum 6.

1. Akupunktur aller Punkte oder Piezoelektrische Impulse
2. Punktuelle Behandlung mit den Rhythmen
3. Farbpunktur mit den Seele-Geist-Farben

Übergeordnete Punkte – Aktivatoren
1. GG 20........................Gamma/Ultraviolett (Dunkelgrau)
2. Punkt I...Beta/Purpur
3. Punkt II....................................Delta/Lichtgrün
4. Punkt III......................................Alpha/Türkis
5. Punkt IV.......................................Tetha/Rosé

Punkte des Zentrums
6. Punkt 1.....................Gamma/Ultraviolett (Dunkelgrau)
7. Punkt 2...Beta/Purpur
8. Punkt 3.....................................Delta/Lichtgrün
9. Punkt 4.......................................Alpha/Türkis
10. Punkt 5.......................................Tetha/Rosé

Nach der Behandlung kann der Therapeut jegliches notwendige Behandlungskonzept einsetzen. **Wichtig: Die Reaktionen sind zu registrieren, da sie Hinweise auf die Hintergründe von Erkrankungen geben.**

Zentrum Nr. 7

Die dritte physiognomische Ebene nach Carl Huter ist dem Körper zugeordnet. Wiederum sind es drei Felder, welche spezifische Indikationen tragen.

Indikationen:
Dieses Zentrum zeigt in erster Linie besondere Beziehungen zu allen Rhythmen des menschlichen Seins. Vordergründig jedoch ist das zentrale Nervensystem. Deshalb ordne ich diesem Feld alle Rückenmark-Erkrankungen zu (besonders Systemerkrankungen). Der gesamte Lebensrhythmus ist hier angesiedelt, weiterhin die Hypophyse in Bezug auf die körperliche endokrine Aktivität. Auch wenn nach Unfällen und Operationen die Rekonvaleszenz verlangsamt ist, sollte man sich an diese Punkte erinnern. Für alle so genannten Nervenleiden und Krampfzustände ist dieses Feld von besonderer Bedeutung. Zu nennen ist noch die Hyperaktivität bei Kindern (erst nach dem neunten Lebensjahr behandeln).

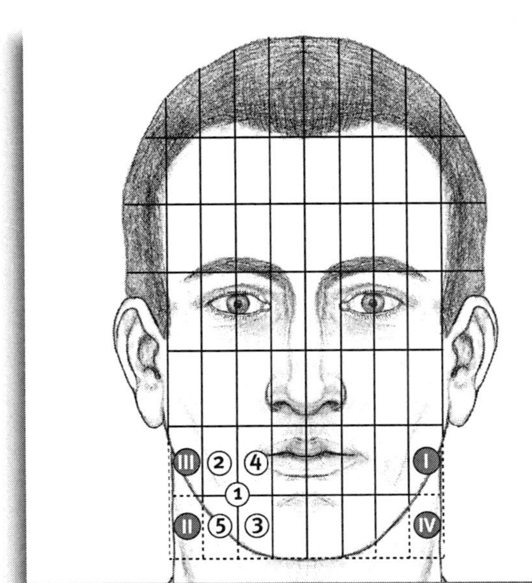

Zentrum Nr. 7

Lage und Behandlungssequenz:
Die Zentralpunkte der übergeordneten Felder I, II, III und IV werden mit der entsprechenden Rhythmenschaukel belegt. **Achtung: Die Punkte II und IV liegen unterhalb des Kieferknochens.** Danach folgt die Induktion der Rhythmen in Zentrum 7.

1. Akupunktur aller Punkte oder Piezoelektrische Impulse. **Durch die Sensibilität der Lippen wird jedoch der Punkt 4 nur mit Rhythmen und Farbe behandelt.**
2. Punktuelle Behandlung mit den Rhythmen
3. Farbpunktur mit den Seele-Geist-Farben

Übergeordnete Punkte – Aktivatoren
1. GG 20........................ Gamma/Ultraviolett (Dunkelgrau)
2. Punkt I .... Beta/Purpur
3. Punkt II...................................... Delta/Lichtgrün
4. Punkt III .... Alpha/Türkis
5. Punkt IV.. Tetha/Rosé

Punkte des Zentrums
6. Punkt 1 .... Gamma/Ultraviolett (Dunkelgrau)
7. Punkt 2 .... Beta/Purpur
8. Punkt 3...................................... Delta/Lichtgrün
9. Punkt 4.. Alpha/Türkis
10. Punkt 5 .... Tetha/Rosé

Nach der Behandlung kann der Therapeut jegliches notwendige Behandlungskonzept einsetzen. **Wichtig: Die Reaktionen sind zu registrieren, da sie Hinweise auf die Hintergründe von Erkrankungen geben.**

Zentrum Nr. 8

Dieses Zentrum hat besondere Beziehungen zu allen Fließzuständen innerhalb des Körpers. Das Destruktive des Zentrums Nr. 6 ist mit dem Zentrum Nr. 8 verbunden. Deshalb ist die Kombination beider Zentren oft notwendig.

Indikationen:
Das gesamte Ausscheidungsverhalten über Darm, Niere, Blase, Haut etc. Alle Verwachsungen (Narben), Erkrankungen bei oder nach Epidemien. Besonders starke Beziehungen können wir zu schweren Erkrankungen wie Krebs oder AIDS feststellen. Hier sind die Punkte in jedem Fall Adjuvans. Ich persönlich bringe mit diesem Zentrum besonders die geistig-schöpferischen Fähigkeiten des Menschen in Beziehung. Übergeordnet scheinen die Punkte dieses Zentrums mit dem Überbegriff Reinigung in Verbindung zu stehen.

Zentrum Nr. 8

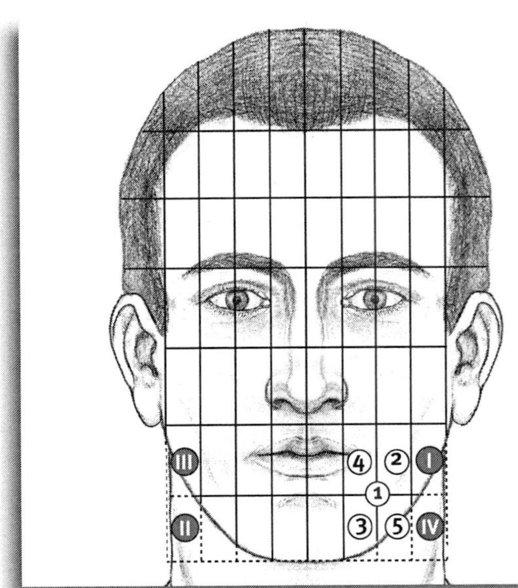

Lage und Behandlungssequenz:
Die Zentralpunkte der übergeordneten Felder I, II, III und IV werden mit der entsprechenden Rhythmenschaukel belegt. **Achtung: Die Punkte II und IV liegen unterhalb des Kieferknochens.** Danach folgt die Induktion der Rhythmen in Zentrum 8.

1. Akupunktur aller Punkte oder Piezoelektrische Impulse. **Durch die Sensibilität der Lippen wird jedoch der Punkt 4 nur mit Rhythmen und Farbe behandelt.**
2. Punktuelle Behandlung mit den Rhythmen
3. Farbpunktur mit den Seele-Geist-Farben

Übergeordnete Punkte – Aktivatoren
1. GG 20........................Gamma/Ultraviolett (Dunkelgrau)
2. Punkt I ....Beta/Purpur
3. Punkt II..Delta/Lichtgrün
4. Punkt III ....Alpha/Türkis
5. Punkt IV..Tetha/Rosé

Punkte des Zentrums
6. Punkt 1 ....Gamma/Ultraviolett (Dunkelgrau)
7. Punkt 2 ....Beta/Purpur
8. Punkt 3..Delta/Lichtgrün
9. Punkt 4..Alpha/Türkis
10. Punkt 5 ....Tetha/Rosé

Nach der Behandlung kann der Therapeut jegliches notwendige Behandlungskonzept einsetzen. **Wichtig: Die Reaktionen sind zu registrieren, da sie Hinweise auf die Hintergründe von Erkrankungen geben.**

Zentrum Nr. 9

Indikationen:

Die Indikationen dieses Zentrums beziehen sich in erster Linie auf alle Krankheitsprozesse des Kopfes. Weiterhin stehen alle Entzündungsreaktionen, die Körperwärme und der Adrenalinausstoß im Vordergrund. Letzteres weist auf das cholerische Temperament hin. Muskeln und Sehnen gehören ebenso zur Indikation wie die Sexualfunktionen, Fieberreaktionen, Ekzeme und Blutbildveränderungen in Bezug auf das Hämoglobin und Fibrinogen, eventuell auch Leukozyten. Alle Heilreaktionen können von hier aus verstärkt werden.

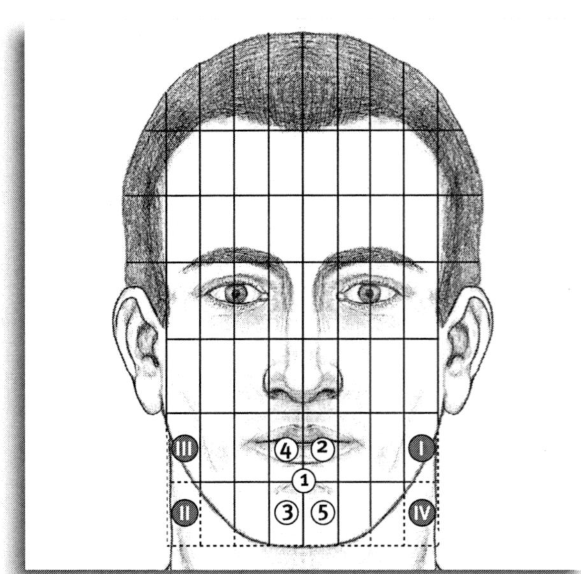

Zentrum Nr. 9

Lage und Behandlungssequenz:
Die Zentralpunkte der übergeordneten Felder I, II, III und IV werden mit der entsprechenden Rhythmenschaukel belegt. **Achtung: Die Punkte II und IV liegen unterhalb des Kieferknochens.** Danach folgt die Induktion der Rhythmen in Zentrum 9.

1. Akupunktur der **übergeordneten** Punkte oder Piezoelektrische Impulse. **Durch die Sensibilität der Lippen wird das Zentrum nur mit Rhythmen und Farbe behandelt.**
2. Punktuelle Behandlung mit den Rhythmen
3. Farbpunktur mit den Seele-Geist-Farben

Übergeordnete Punkte – Aktivatoren
1. GG 20....................... Gamma/Ultraviolett (Dunkelgrau)
2. Punkt I .... Beta/Purpur
3. Punkt II....................................... Delta/Lichtgrün
4. Punkt III .... Alpha/Türkis
5. Punkt IV.. Tetha/Rosé

Punkte des Zentrums
6. Punkt 1 .... Gamma/Ultraviolett (Dunkelgrau)
7. Punkt 2 .... Beta/Purpur
8. Punkt 3....................................... Delta/Lichtgrün
9. Punkt 4.. Alpha/Türkis
10. Punkt 5 .... Tetha/Rosé

Nach der Behandlung kann der Therapeut jegliches notwendige Behandlungskonzept einsetzen. **Wichtig: Die Reaktionen sind zu registrieren, da sie Hinweise auf die Hintergründe von Erkrankungen geben.**

Zentrum Nr. 10/1

Das zehnte und letzte Zentrum der Induktions-Therapie nimmt innerhalb des Gesamt-Gitternetzes eine Sonderposition ein. **Die Aktivatoren sind hier verändert positioniert!** Dieses Zentrum hat zwei verschiedene Projektionen, welche sich in Bezug auf die Indikationen unterschiedlich darstellen. Im Vordergrund beider Felder steht die Intellektualität des Menschen. Der Intellekt und die Sprache sind den beiden Feldern zugeordnet. Unterschiede gibt es bei den medizinischen Indikationen.

Indikationen:

Nervöse Störungen durch permanente geistige Stresssituationen und Überlastungen. Sprache und Hörzentrum (nicht nur das Ohr). Spasmen und Schmerzzustände der Schultern und Arme (Brachialgie) sowie Arthrosen der Finger und besonders Arthrosen des Bennet'schen Gelenks. Bronchien, Lungen und vor allem Asthma sind zugeordnete Indikationen. Bei beiden Zentren steht die Medulla oblongata und alle damit im Zusammenhang stehenden Erkrankungsformen im Vordergrund.

Zentrum Nr. 10/1

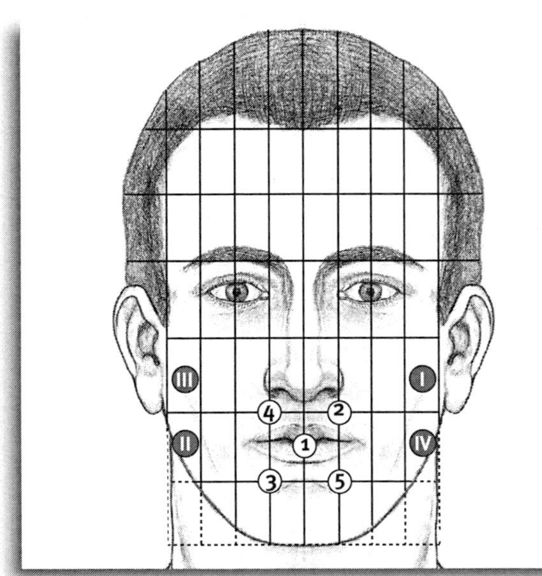

Lage und Behandlungssequenz:
Die Zentralpunkte der übergeordneten Felder I, II, III und IV werden mit der entsprechenden Rhythmenschaukel belegt. Danach folgt die Induktion der Rhythmen in Zentrum 10/1.

1. Akupunktur aller Punkte oder Piezoelektrische Impulse. **Durch die Sensibilität der Lippen wird jedoch der Punkt 1 nur mit Rhythmen und Farbe behandelt.**
2. Punktuelle Behandlung mit den Rhythmen
3. Farbpunktur mit den Seele-Geist-Farben

Übergeordnete Punkte – Aktivatoren
1. GG 20........................ Gamma/Ultraviolett (Dunkelgrau)
2. Punkt I .... Beta/Purpur
3. Punkt II...................................... Delta/Lichtgrün
4. Punkt III .... Alpha/Türkis
5. Punkt IV...................................... Tetha/Rosé

Punkte des Zentrums
6. Punkt 1 .... Gamma/Ultraviolett (Dunkelgrau)
7. Punkt 2 .... Beta/Purpur
8. Punkt 3...................................... Delta/Lichtgrün
9. Punkt 4...................................... Alpha/Türkis
10. Punkt 5 .... Tetha/Rosé

Nach der Behandlung kann der Therapeut jegliches notwendige Behandlungskonzept einsetzen. **Wichtig: Die Reaktionen sind zu registrieren, da sie Hinweise auf die Hintergründe von Erkrankungen geben.**

Zentrum Nr. 10/2

Indikationen:

Nerven-, Sprach- und Gehörleiden wie bei dem Zentrum 10/1. Weiterhin im Vordergrund die Verdauungsorgane, deshalb Indikationen wie Durchfälle und Obstipation. Hier kann man mit dem Zentrum Nr. 8 kombinieren. Ulzera des Darms, Erkrankungen von Leber und Galle. Verbindungen auch zur Milz, deshalb auch hier Kombinationen mit dem Zentrum Nr. 4.

Auch dieses Zentrum hat wichtige Beziehungen zur Medulla oblongata. Hier sind jedoch Unterschiede festzulegen:

Beim Zentrum 10/1 ist die Beziehung der Medulla zu Stress und damit zum Solarplexus zu beachten, vordergründig auch zum Atemzentrum, welches sich im Anteil der Medulla befindet.

Das Zentrum 10/2 wiederum zeigt Beziehung zum Herz-Kreislaufzentrum. Je nach Indikation können zu diesem Zentrum die Zentren 1, 7 oder 9 hinzu kombiniert werden (jeweils nur eine Kombination wählen!).

Zentrum Nr. 10/2

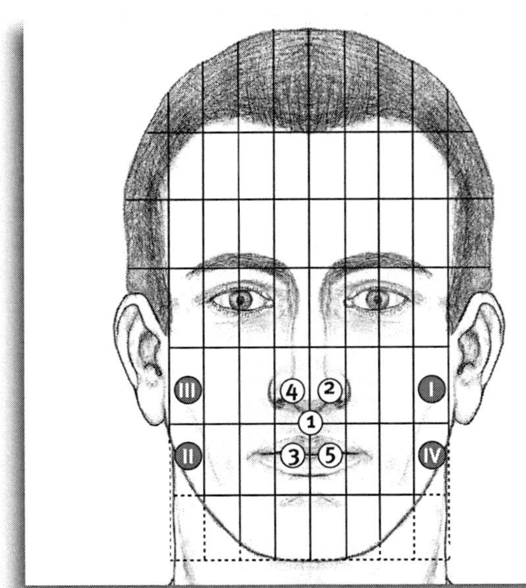

Lage und Behandlungssequenz:
Die Zentralpunkte der übergeordneten Felder I, II, III und IV werden mit der entsprechenden Rhythmenschaukel belegt. Danach folgt die Induktion der Rhythmen in Zentrum 10/2.

1. Akupunktur der **übergeordneten** Punkte oder Piezoelektrische Impulse. **Durch die Sensibilität der Lippen wird das Zentrum nur mit Rhythmen und Farbe behandelt.**
2. Punktuelle Behandlung mit den Rhythmen
3. Farbpunktur mit den Seele-Geist-Farben

Übergeordnete Punkte – Aktivatoren
1. GG 20........................ Gamma/Ultraviolett (Dunkelgrau)
2. Punkt I .... Beta/Purpur
3. Punkt II.. Delta/Lichtgrün
4. Punkt III .... Alpha/Türkis
5. Punkt IV.. Tetha/Rosé

Punkte des Zentrums
6. Punkt 1 .... Gamma/Ultraviolett (Dunkelgrau)
7. Punkt 2 .... Beta/Purpur
8. Punkt 3.. Delta/Lichtgrün
9. Punkt 4.. Alpha/Türkis
10. Punkt 5 .... Tetha/Rosé

Nach der Behandlung kann der Therapeut jegliches notwendige Behandlungskonzept einsetzen. **Wichtig: Die Reaktionen sind zu registrieren, da sie Hinweise auf die Hintergründe von Erkrankungen geben.**

Im Einfachen liegt die grösste Wirkung

Von den Gehirn-Wellen haben wir gelernt, was wir unter natürlicher, harmonischer Schwingung zu verstehen haben. Werden diese von Impulsen innerhalb oder ausserhalb des Körpers überwältigt, aus der Bahn geworfen und in ihrem Ur-Rhythmus gestört, teilen sie uns dies mit – zum Beispiel durch Schmerzempfinden, durch psychische und physische Leiden. Möglicherweise ist dieser Hilferuf als Aufforderung gedacht, ihrer Erinnerung etwas nachzuhelfen und ihnen durch das Induzieren ihres eigenen Schwingungsmusters wieder auf die Sprünge zu helfen.

Klingt nach Science fiction, meinen Sie? Das ist schon möglich, aber wenn wir bedenken, wie viele Zukunftsvisionen inzwischen zur Realität wurden (und teilweise sogar schon wieder Vergangenheit sind), dann ist diese Assoziation durchaus willkommen. Denn Intuition und Phantasie sind nun einmal die Voraussetzung für Neues. Gepaart mit übernommenem Wissen, zielgerichteter Forschung und empirischer Erfahrung bilden sie den Weg in eine – hoffentlich – bessere Zukunft. Und was könnte schließlich besser sein, als Symptome nicht als Therapiegrundlage, sondern als Sprachrohr zu verstehen und die wahre Ursache einer Erkrankung durch nichts anderes aufzulösen als durch Impulse, die unser eigenes Gehirn uns anbietet?

Natürlich stehen wir diesbezüglich noch am Anfang. Aber die intensive Beobachtung der mit den verschiedenen Programmen behandelten Menschen gibt immer wieder entscheidende Hinweise und Ideen bezüglich der Erstellung neuer Programme. Die Induktions-Therapie der esogetischen Medizin will in Zukunft mehr und mehr auf die vielfältigen krankhaften Zustände beim Menschen eingehen. Das Programm-Angebot wird deshalb ständig erweitert und ergänzt.

Wenn wir erst einmal wirklich begriffen haben, welche Chancen diese Therapie noch für uns bereithält, dann werden wir sicher nicht nur manches kleine Wunder erleben, sondern möglicherweise ein neues Verständnis für Gesundheit, Krankheit, Genesung und das Leben überhaupt gewonnen haben.

Selbstverständlich ist es mir sehr wichtig, Sie über alle neuen Schritte und Entwicklungen zu informieren. Literatur, Vorträge und Seminare bieten die beste Gelegenheit, Ihr Wissen über die Induktions-Therapie zu aktualisieren und zu vertiefen.

Um es mit den Begriffen der Induktions-Therapie zu formulieren: Ich freue mich über jeden Aktivator, über jede Wellenlänge, die – mehr oder weniger rhythmisch – zur Intensivierung und zum Gedankenaustausch des esogetischen Wissens beitragen oder von diesem Wissen partizipieren möchte.

Anhang

Die Punkte des Reflexfeldes Ohr

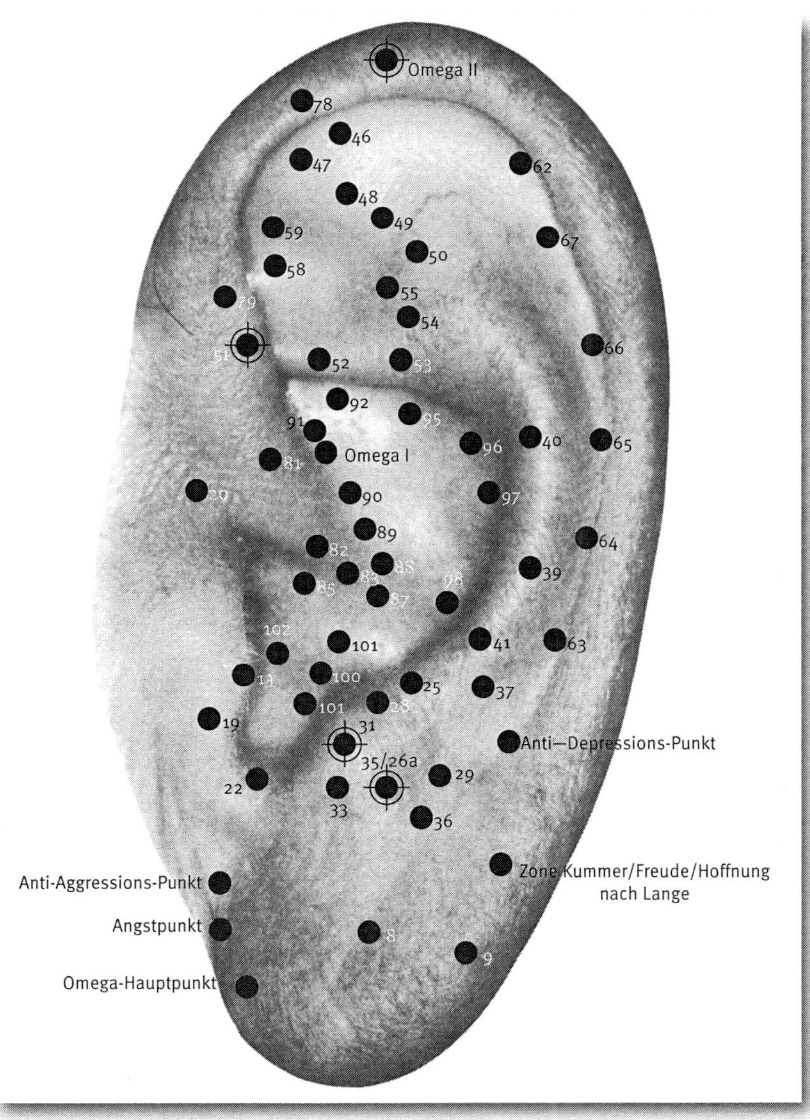

8 – Auge
Hordeolum. Conjunctivitis. Entzündliche Augenerkrankungen. Opticusatrophie. Unter Umständen wichtiger Punkt zur Behandlung des Funktionskreises Leber/Galle (Auge = Funktionsschlüssel). Rot/Purpur.

9 – Innenohr
Morbus Meniere. Tinnitus auris. Schwindel. Unter Umständen wichtiger Punkt zur Behandlung des Funktionskreises Niere/Blase (Ohr = Funktionsschlüssel). Rot/Purpur.

13 – Nebenniere
Einer der wichtigsten Punkte. Seine Behandlung regt die Nebenniere zur Bildung von Cortisol an. Daher wichtiger Entzündungspunkt. Entzündliche Hauterkrankungen. Rheumatischer Formenkreis. Psychisch und physisch tonisierend. Blutstillung (Hypermenorrhoe). Fiebersenkend. Rosé/Orange.

19 – Hochdruckpunkt
Hypertone Regulationsstörungen. Blau/ Türkis.

20 – Außenohr
Entzündungen des äußeren Ohres. Tinnitus auris. Schwerhörigkeit. Unter Umständen wichtiger Punkt zur Behandlung des Funktionskreises Niere/Blase (Ohr = Funktionsschlüssel). Rot/Purpur.

22 – Endokrinium
Dysmenorrhoe. Wichtiger Punkt zur Regulierung endokriner Regulationsstörungen. Adnexitis. Pruritus vulvae. Entzündliche Veränderungen des Urogenital- und des Respirationstraktes. Hauterkrankungen. Gelb/Lichtgrün.

25 – Hirnstamm

Meningeale Reizzustände, kindliche Entwicklungsstörungen, Zustand nach Commotio cerebri und Meningitis, neurologische Erkrankungen. Rot/Purpur

26a – Gehirnpunkt

Allgemeiner Analgesiepunkt, bei Migräne. Türkis

28 – Hirn

Neuro-vegetative Symptomatik. Konfliktsituationen. Rot/Purpur.

29 – Polster

Allgemein entzündungshemmend, schmerzlindernd. Kopfschmerzen, Hauterkrankungen. Schwindel unklarer Genese. Erkrankungen des Respirationstraktes. Rot/Purpur.

31 – Asthma

Wirkt auf das Atemzentrum. Hustenstillend. Asthma. Pruritus. Blau/Orange/Türkis.

33 – Stirn

Sinusitis frontalis. Stirnkopfschmerz. Rhinitis. Türkis/Blau/Orange.

34 – graue Substanz

liegt an der Innenseite des Antitragus

Analgesie. Antiphlogistisch. Sedierend. Kreislaufregulation. Rot/Purpur.

35 – Sonne

Kopfschmerzen. Migräne. Schwindel unklarer Genese. Türkis/Blau/Orange.

36 – Kopfscheitel
Scheitelkopfschmerz, Migräne. Orange/Rosé

37 – HWS
Erkrankungen der Halswirbelsäule. Niemals vergessen bei Schulter-Arm-Syndrom, bei Neuralgien im Plexus brachialis und bei der Epicondylitis. Blau/Grün.

39 – BWS
Schmerzen im Bereich der Brustwirbelsäule. Intercostalneuralgie. Rot/Purpur.

40 – LWS
Lumboischialgie. Iliosacral-Blockaden. Rot/Purpur.

41 – Hals
Halsschmerzen. Türkis/Rot.

46 – Zehe
Schmerzen im Bereich der Zehen. Rot/Purpur.

47 – Ferse
Fersensporn. Rot/Purpur.

48 – Knöchel
Sprungelenksarthrose. Achillodynien. Alle Traumata im Bereich des Sprunggelenkes. Rot/Purpur.

49 – Kniegelenk
Gonalgie. Gonarthrose. Alle Erkrankungen des Kniegelenks (Meniscopathien, Chondropathien). Rot/Purpur.

50 – Hüftgelenk
Coxalgie. Coxarthrose. Rot/Purpur.

51 – Vegetativum
Vegetative Störungen. Hyper– und Hypotonie. Vegetative Erkrankungen des Gastro-Intestinal-Traktes. Herzrhythmusstörungen. Dysmenorrhoe. Wirkt vegetativ stabilisierend. Violett/Türkis.

52 – Nervus ischiadicus
Ischialgie. Blau/Türkis.

53 – Gesäß
Lumboischialgie. Schmerzen im Bereich des Gesäßes. Blau/Rot/Purpur.

54 – Lendenschmerzpunkt
Lumboischialgie. Blau/Türkis.

55 – Chen men
Allgemein entzündungshemmend, sedierend, schmerzlindernd. Analgesiepunkt. Lange beschreibt ihn als Punkt der formgebenden seelischen Energie. Purpur bzw. Rot.

58 – Uterus
Gynäkologische Erkrankungen. Beim Mann bei Potenzstörungen und Ejaculatio praecox. Rosé/Orange.

59 – Blutdrucksenkender Punkt
Hypertone Regulationsstörungen. Blau/Türkis.

62 – Finger
Entzündliche Veränderungen der Fingergelenke. Rot/Purpur.

63 – Clavicula
Schmerzen im Bereich der Clavicula. Schulter-Arm-Syndrom. Gelb/Rot/Purpur.

64 – Schultergelenk
Schmerzen im Bereich der Schultergelenke. Neuralgien im Plexus brachialis. Rot/Purpur.

65 – Schulter
Schmerzen im Bereich der Schulter. Periarthritis humero-scapularis. Neuralgien im Plexus brachialis. Rot/Purpur.

66 – Ellbogen
Epicondylitis. Rot/Purpur.

67 – Handwurzel
Carpaltunnel-Syndrom (beachte HWS). Schmerzen im Bereich der Handwurzel. Rot/Purpur.

78 – Ohrspitze
Analgesierend. Sedierend. Allergische Diathese. Grün/Türkis/Lichtgrün.

79 – Äußere Genitalien
Harnretention. Impotenz. Ejaculatio praecox. Störungen der Libido. Migräne. Orange/Purpur.

81 – Rektum
Hämorrhoiden. Obstipation. Schmerzen im Kreuz-Steißbeinbereich. Menschen, die nicht loslassen können. Gelb/Grün/Lichtgrün.

82 – Zwerchfell
Entspricht dem Nullpunkt nach Nogier. Dysmenorrhoe. Hämatologische Erkrankungen. Ist verantwortlich für die Energieversorgung des Ohres. Gelb/Violett/Türkis.

83 – Verzweigungspunkt
Endpunkt des Plexus Solaris, Punkt der Beklommenheit, er wird als 2. Angstpunkt bezeichnet. Gelb/Lichtgrün

85 – Ösophagus
Ösophagusspasmen. Ösophagusvarizen (beachte Leber). Nervöses Erbrechen bei Kindern. Violett/Türkis.

87 – Magen
Ulcus ventriculi und duodeni. Neurasthenie. Gastroduodenitis. **Wichtiger Punkt zur Behandlung des Funktionskreises MP/Magen!** Orange/Blau/Türkis

88 – Duodenum
Gastroduodenitis. Enterocolitis. Ulcus ventriculi und duodeni. Orange/Rosé.

89 – Dünndarm
Gastroduodenitis. Enterocolitis. Ulcus ventriculi und duodeni. Analgesiepunkt. **Wichtiger Punkt zur Behandlung des Funktionskreises Herz/Dünndarm!** Orange/Rosé.

90 – Appendix
Appendicitis. Blau/Gelb/Türkis/Lichtgrün.

92 – Blase
Cystitis, Reizblase, Harninkontinenz. Grün/Lichtgrün

95 – Niere
Erkrankungen des Urogenitalsystems. Erkrankungen der Nebenniere. Kollapsneigung. Gelenkerkrankungen. Tinnitus auris. Allgemein analgesierend. **Wichtiger Punkt zur Behandlung des Funktionskreises Niere/Blase!** Rot/Purpur.

91 – Colon
Dyspepsie. Dysbacterie. Obstipation und Diarrhoe. Colitis. Vegetativfunktionelle Störungen des Verdauungstraktes. **Wichtiger Punkt zur Behandlung des Funktionskreises Lunge/Dickdarm!** Gelb/Lichtgrün.

96 – Pankreas/Gallenblase
Links: Pankreatitis. Meteorismus. **Wichtiger Punkt zur Behandlung des Funktionskreises MP/Magen!** Rechts: Cholezystopathie. Grün/Gelb/Lichtgrün.

97 – Leber/nur rechts
Hepatopathie. Meteorismus. **Wichtiger Punkt zur Behandlung des Funktionskreises Leber/Galle!** Gelb/Lichtgrün.

98 – Milz/nur links
Hauterkrankungen. Hämatologische Erkrankungen. **Wichtiger Punkt zur Behandlung des Funktionskreises MP/Magen!** Rot/Purpur.

100 – Herz
Herzrhythmusstörungen. Kreislaufregulierend. Neurasthenie. Schlafstörungen. **Wichtiger Punkt zur Behandlung des Funktionskreises Herz/Dünndarm!** Orange/Rosé

101 – Lunge
Nahezu alle Erkrankungen des Respirationstraktes. Hauterkrankungen. Allergien. **Wichtiger Punkt zur Behandlung des Funktionskreises Lunge/Dickdarm!** Rot/Purpur.

102 – Bronchus
Bronchialerkrankungen. Rot/Purpur.

Angstpunkt
Sowohl allgemeine als auch konkrete Angstzustände. Blau/Violett/Türkis.

Anti-Aggressionspunkt
Nach G. Lange ein Punkt, der zunehmend an Bedeutung gewinnt. Allgemeiner Punkt, um aggressives Verhalten zu therapieren. Wichtiger Suchtpunkt. Blau/Violett/Türkis.

Anti-Depressionspunkt
Depressionen. Sollte in der Induktionstherapie immer vor der Anwendung eines der drei Depressionsprogramme appliziert werden. Orange/Rosé.

Omega I
Vegetative Störungen. Störungen im Essverhalten. Nach G. Lange bei Diabetes mellitus und bei Amalgam-Belastungen. Rosé/Orange.

Omega II
Allergische Diathese. Grün/Türkis/Lichtgrün.

Omega – Hauptpunkt
Vegetative Dystonie. Violett/Türkis.

Zone von Kummer, Freude, Hoffnung nach G. Lange
Hoffnungslosigkeit, Mangel an Lebensfreude und Lebensmut.
Homöopathisch: Ignatia-Punkt. Blau/Orange/Türkis.

Literatur

Angerer, Josef
Handbuch der Augendiagnostik – Augendiagnostik als Lehre der optisch gesteuerten Reflexsetzungen, Teil 1 bis 4
Haug-Verlag

Bachmann, Gerhard
Die Akupunktur – eine Ordnungstherapie
Haug-Verlag

Bailey, Alice
Esoterisches Heilen
Verlag Lucis

Berendt, Joachim-Ernst
Nada Brahma – Die Welt ist Klang
Rowohlt Taschenbuch-Verlag

Berger, Lutz/Pieper, Werner
Braintech – Das Buch, Der grüne Zweig 133
Pieper-Verlag

Bischko, Johannes
Einführung in die Akupunktur
Haug-Verlag

Akupunktur für Fortgeschrittene
Haug-Verlag

Bischoff, Marco
Biophotonen – Das Licht in unseren Zellen
Verlag 2001

Bock, Eleonore
Mystik in den Religionen der Welt
Benziger-Verlag

Deck, Josef
Differenzierung der Iriszeichen
Selbstverlag

Grundlagen der Irisdiagnostik
MZ-Verlag

Dethlefsen, Thorwald
Schicksal als Chance
Goldmann Taschenbuchverlag

Krankheit als Weg
Goldmann Taschenbuchverlag

Domnescu, Laurentius
Denkanstöße in der Parapsychologie
Verlag Hubertus Bollinger

Ferronato, Natale u. a.
Pathophysiognomik: Atlas der organ- und funktionsspezifischen Krankheitszeichen im Gesicht
Verlag Barbara Schwehr

Feyler, Günter
Träume – Suchbilder der Seele
Verlag Hermann Bauer KG Freiburg

Füß, Robert
Die Induktions-Therapie
Esogetics GmbH

Füß, Robert/Mandel, Peter
Die Farbpunktur bei Wirbelsäulen- und Gelenkerkrankungen
Esogetics GmbH

Gershon, Michael
Der kluge Bauch
Goldmann Taschenbuchverlag

Gleditsch, Jochen M.
Reflexzonen und Somatotopien
WBV Biologisch-Medizinische Verlagsanstalt

Hillman, James
Am Anfang war das Bild
Kösel-Verlag München

Holler, Johannes
Das neue Gehirn
Verlag Bruno Martin

Hutchison, Michael
Megabrain – Geist und Maschine
Sphinx Medien Verlag

Jaroszyk, Günther
Augendiagnostik – Erfahrungen und Erkenntnisse
Eigenverlag

Leitfaden der ophtalmotropen Phänomenologie
Eigenverlag

Johnson, Richard L.
Ich schreibe mir die Seele frei
Verlag Hermann Bauer

Kriege, Theodor
Krankheitszeichen der Iris Band 1 – 3
Eigenverlag

Leadbeater, C. W.
Der sichtbare und der unsichtbare Mensch
Verlag Hermann Bauer

Die Chakras
Verlag Hermann Bauer

Lindemann, Günther
Augendiagnostik
Pflaum-Verlag

Lipton, Bruce H.
Intelligente Zellen – Wie Erfahrungen unsere Gene steuern
KOHA-Verlag GmbH Burgrain

Lipton, Bruce H./Bhaerman, Steve
Spontane Evolution – Wege zum neuen Menschen
KOHA-Verlag GmbH Burgrain

Mandel, Peter
Lichtblicke in der ganzheitlichen (Zahn-)Medizin
Energetik-Verlag

Energetische Terminalpunkt-Diagnose
Energetik-Verlag

Praktisches Handbuch der Farbpunktur, Band 1 + 2
Energetik-Verlag

Die Akupunkt-Impuls-Therapie
Energetik-Verlag

Induktions-Therapie mit den Frequenzmustern des menschlichen Gehirns
Energetik-Verlag

Handbuch der Ophtalmotropen Genetischen Therapie – OGT
Esogetics GmbH

Träum Dich frei
Esogetics GmbH

Sinn und Unsinn von Krankheit und Schmerz
Esogetics GmbH

Farben – die Apotheke des Lichts, Band 1 + 2
Esogetics GmbH

Markgraf, Dr. med. Anton
Die genetischen Informationen in der visuellen Diagnostik, Band 1 – 8
Energetik-Verlag

Marquardt, Hanne
Praktisches Handbuch der Reflexzonentherapie am Fuß
Haug-Verlag

Maubach, Alfred
Augendiagnostik als Konstitutionsdiagnostik, Frühdiagnostik und Differentialdiagnostik
Haug-Verlag

Müller, Manfred
Das Gesicht als Spiegel der Gesundheit
Haug-Verlag

Perger, Felix
Kompendium der Regulationspathologie und -therapie
Verlag Johannes Sonntag

Pischinger, Alfred
Das System der Grundregulation
Haug Verlag

Pollmann, Antonius
Fünf Wandlungsphasen in fünf Streichen
Haug Verlag

Popp, F. A.
Biophotonen – Neue Horizonte in der Medizin
Haug-Verlag Heidelberg

Biologie des Lichts
Blackwell Wissensch. Berlin

Pschyrembel, W.
Klinisches Wörterbuch, 254. Aufl.
Walter de Gruyter Verlag

Riedweg, Franz
Hormonmangel. Theorie und Praxis der pflanzlichen Hormondrüsenstimulation.
Verlag Johannes Sonntag

Wandel des Denkens in der Medizin. Hormonmangel als Initium zahlreicher Krankheitsbilder.
Eigenverlag

Rimpler, Manfred/Bräuer, Hans
Matrixtherapie
Ulmer-Verlag

Saint-Pierre, Gaston/Boater, Debbie
Die Metamorphische Methode
Plejaden Verlagsgesellschaft

Schnabel, Rudolf
Ophtalmo-Symptomatologie mit besonderer Berücksichtigung der Pupillo- und Iridoskopie, Band 2: Iridoskopie
Arkana-Verlag

Das Auge als Gesundheitsspiegel
Reprint der 1. Auflage von 1914, Cupuri-Verlag

Sheldrake, Rupert/McKenna, Terence/Abraham, Ralph
Denken am Rande des Undenkbaren. Über Ordnung und Chaos, Physik und Metaphysik, Ego und Weltseele.
Scherz Verlag

St. John, Robert
Metamorphose. Die pränatale Therapie
Synthesis Verlag

Starck, Dietrich/Frick, Hans
Repetitorium anatomicum
G. Thieme Verlag

Talbot, Michael
Das holografische Universum
Droemer Knaur

Taylor, Jeremy
Das innere Universum
Rowohlt Taschenbuch Verlag GmbH Hamburg

Toellner, Richard
Illustrierte Geschichte der Medizin
Andreas & Andreas Verlagsbuchhandel

Vester, Frédéric
Neuland des Denkens
dtv Deutscher Taschenbuch-Verlag

Denken – Lernen – Vergessen
dtv Deutscher Taschenbuch-Verlag

Volkmer, Dietrich
Wege zum Vegatest
Energetik-Verlag

Wilber, Ken
Das Spektrum des Bewusstseins.
Ein metaphysisches Modell des Bewusstseins und der Disziplinen, die es erforschen
Scherz Verlag

Wertsch/Schrecke/Küstner
Akupunkturatlas
WBV Biologisch-Medizinische Verlagsgesellschaft

Woltersdorf, W.
Die Schöpfung war ganz anders
Walter Verlag

Phänomen Schwerkraft
Walter Verlag

Im Portrait: Esogetics GmbH

Der Erfolg der Esogetischen Medizin und Farbpunktur nach Peter Mandel hängt eng mit der Entwicklung und Herstellung geeigneter Diagnose- und Therapiegeräte zusammen. Die autorisierte und exklusive Produktions- und Distributionsgesellschaft für die Herstellung und den Vertrieb der Diagnose- und Therapiegeräte nach Peter Mandel befindet sich in enger Kooperation mit dem Internationalen Mandel Institut für Esogetische Medizin. Dabei steht der Name der Esogetics GmbH für die fachmännische Entwicklung und Qualität der medizinischen Instrumente.

Unter dem geschützten Markennamen Perlux entwickelt und fabriziert die Esogetics GmbH maßgeschneiderte Leuchtstifte sowohl für Personen, die sich selbst therapieren wollen, wie auch für ausgebildete und praktizierende Therapeuten.

Für die Energetische Terminalpunkt-Diagnose (ETD) bietet die Esogetics GmbH das wertvolle und wegweisende Diagnosegerät ETD Bioscan an. Bei Esogetics finden Sie auch die Fachliteratur für die Esogetische Medizin und Farbpunktur nach Peter Mandel.

ESOGETICS – DIE SPRACHE DER GESUNDHEIT

Besuchen Sie uns im Internet unter
www.esogetics.com

Esogetics GmbH
D-76646 Bruchsal • Hildastraße 8
Tel: +49 (0) 72 51 – 80 01 0 • info-de@esogetics.com

Esogetics GmbH – Niederlassung Schweiz
CH-6003 Luzern • Hirschmattstrasse 16
Tel: +41 (0) 41 – 4 20 58 36 • info-ch@esogetics.com

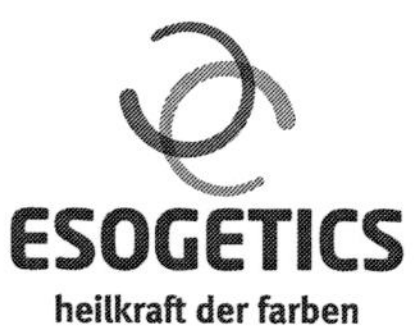

Die Induktions-Therapie

Wir sind den Rhythmen von Tag und Nacht, dem Wechsel der Jahreszeiten, der An- und Entspannung bis hin zu den wechselnden Rhythmen unserer Gehirnströme ununterbrochen ausgesetzt. Dass auch Gesundheit und Krankheit mit einer Verschiebung der natürlichen Gehirnrhythmen einhergehen, ist naheliegend.

Dabei unterscheiden wir zwischen den Punktprogrammen, die spezifische Impulse zur Regulation geben und den Kompaktprogrammen mit fest programmierten rhythmischen Induktionen zu bestimmten Belastungen.

Mit der Anwendung werden die überforderten und überreizten Gehirnareale entlastet und es tritt Ruhe und Entspannung ein.

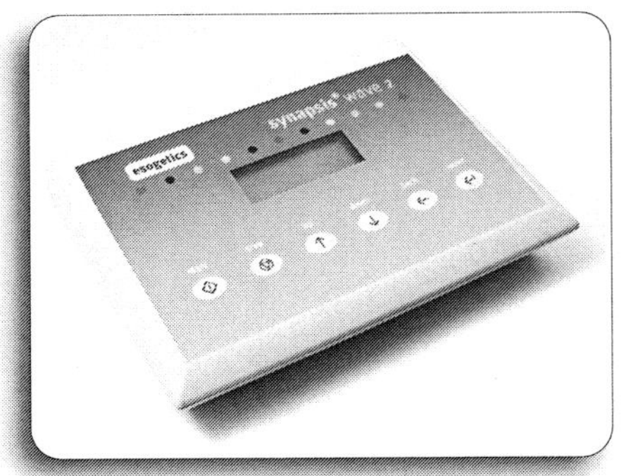

Synapsis wave 2

Praxisgerät zur Anwendung der Induktions-Therapie nach Peter Mandel.

Peter Mandel hat 32 Induktions-Programme plus 2 Programme für die Applikation an vier Reflexzonen geschrieben.

Es können beliebig viele Programme für das Synapsis wave 2 aufgespielt werden.

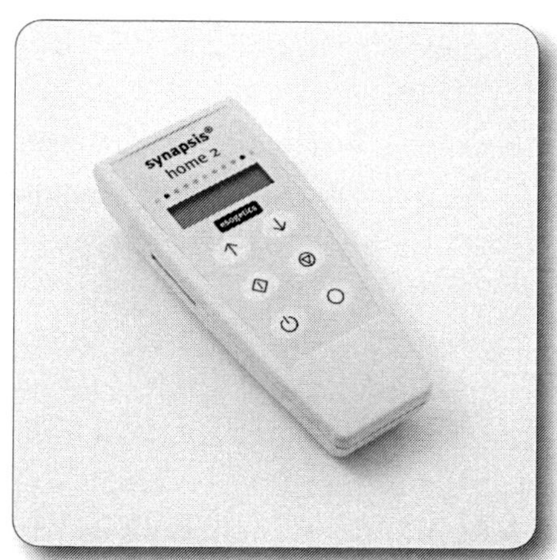

Synapsis home 2

Praxis und Heimgerät zur Anwendung der Induktions-Therapie nach Peter Mandel.

Peter Mandel hat 32 Induktions-Programme plus 2 Programme für die Applikation an vier Reflexzonen geschrieben.

Es können beliebig viele Programme für das Synapsis home 2 aufgespielt werden.

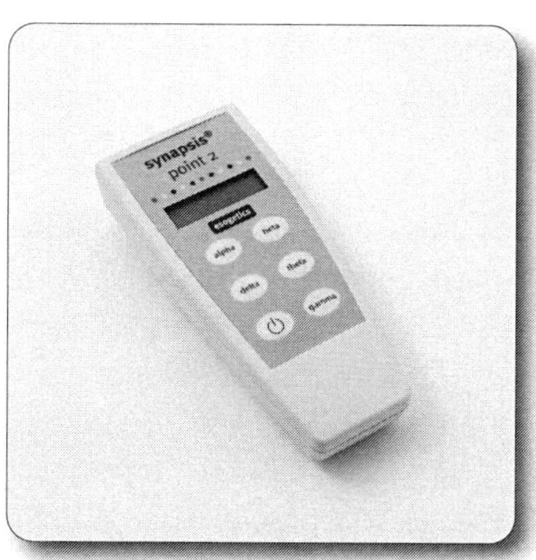

Synapsis point 2

Profigerät zur punktuellen Anwendung der Induktions-Therapie nach Peter Mandel.

Hier werden die fünf Gehirnwellen Alpha, Beta, Delta, Theta und Gamma verwendet.

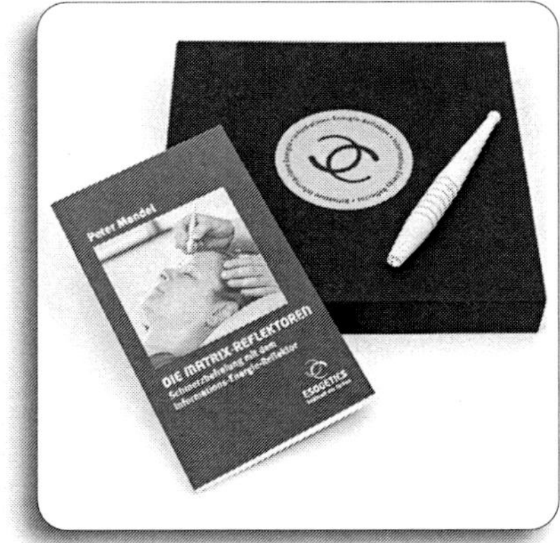

Informations-Energie-Reflektor-Set

Der Name ergibt sich, weil dieser Massagestab mit dem kleinen Kristall auf allen therapierelevanten Punkten auf der Haut Wirkung zeigt. Mittlerweile behandeln sich sehr viele Menschen in aller Welt nach definierten Zonen und Punkten. Der runde Kopf des Stäbchens ist für die punktuelle Massage der Punkte gedacht und der Kristall wird nach einer kurzen Punktmassage für 10 bis 15 Sekunden auf die entsprechende Zone gehalten. Inkl. dem ausführlichen Anwendungsbuch: Die Matrix-Reflektoren von Peter Mandel.

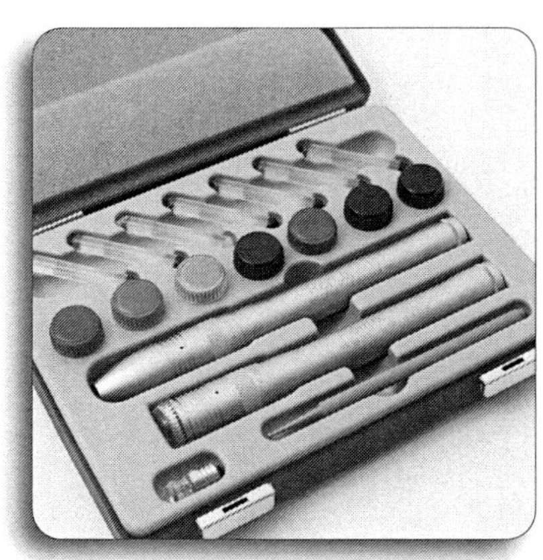

Perlux PF 450 zur Flächen- und Punktbestrahlung

Mit zwei kompletten Therapie-Leuchtstiften: P 117 und F 333 für die Punkt- und Flächenbehandlung, sieben handgefertigten geraden Glasstäben mit Pyramidenschliff, sieben Farblinsen, jeweils Rot, Orange, Gelb, Grün, Türkis, Blau und Violett, Punktsuchstift, im Etui.

Bücher zur Farbpunktur

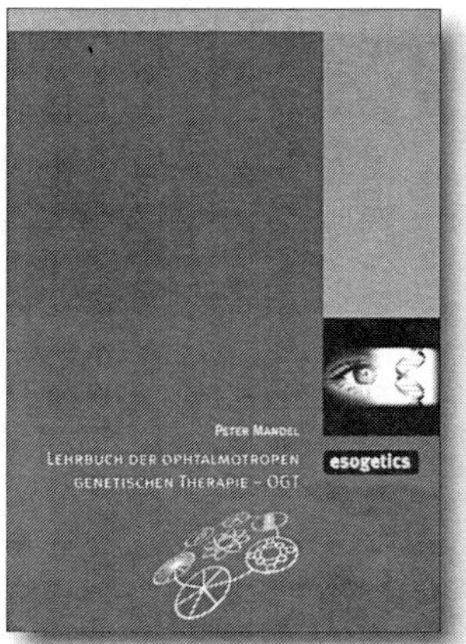

Lehrbuch der Ophtalmotropen Genetischen Therapie – OGT

Das Grundlagenwerk von Peter Mandel führt in die Ophtalmotrope Genetische Therapie, kurz OGT, ein. Diese neue Methode der Diagnose und Therapie baut auf der bekannten Phänomenologie der Iris und deren Adnexe auf. Das sehr praxisnahe, reich bebilderte Arbeits- und Nachschlagbuch ist logisch, konsequent und übersichtlich aufgebaut. Alle Therapien sind nach einem einheitlichen Schema gegliedert. Die beiliegenden Schablonen erlauben zudem ein schnelles Lokalisieren der Therapiepunkte.

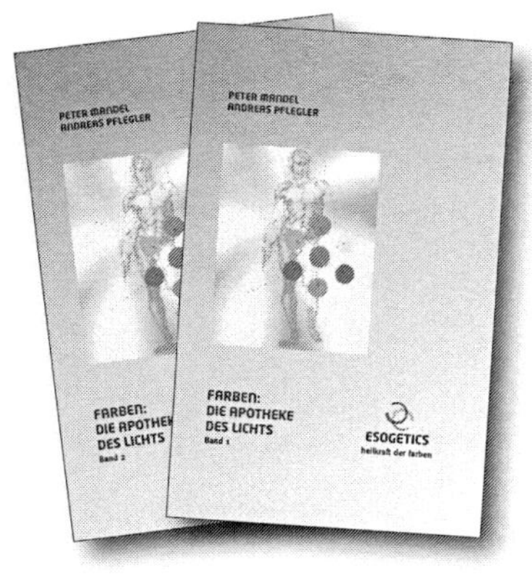

Farben: Die Apotheke des Lichts

Das Nachschlagewerk für die ganze Familie in Wort und Bild

- führt ein in die Hintergründe der häufigsten Alltagsbeschwerden
- beschreibt Symptome und deren Ursachen
- gibt konkrete Anweisungen zur Vorbeugung und zur Behandlung mit dem Farbflächenstift

Band 1: Magen-Darm-Beschwerden, Erkrankungen des Kindes, immunologische Erkrankungen, Hautbehandlungen.

Band 2: Behandlungsvorschläge bei Depressionen/Angst, Herz-Kreislauf-Beschwerden, Kopfschmerzen und Migräne, Wirbelsäulen- und Gelenkerkrankungen.

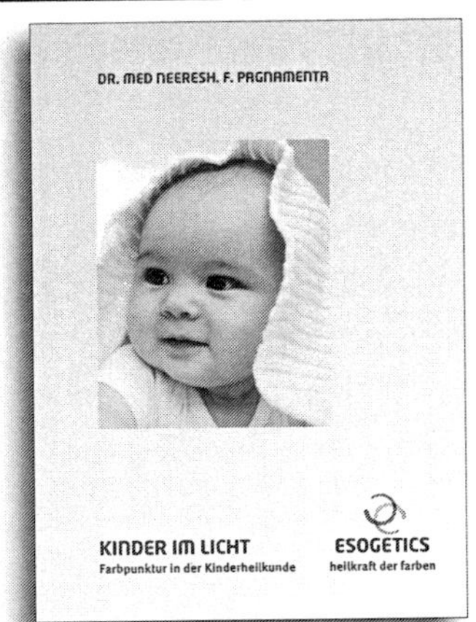

Kinder im Licht – Farbpunktur in der Kinderheilkunde

Einführung in die Farbpunktur nach Peter Mandel, Grund- und Steuerungsbehandlungen, Spezifische Therapien bei Schlaflosigkeit, Ängsten und Verhaltensstörungen, Pränatale Therapie, Bauchschmerzen und Koliken, Infekte und Hautprobleme, Bettnässen, Essstörungen, Soforttherapien bei Erkältung, Durchfall, Fieber.

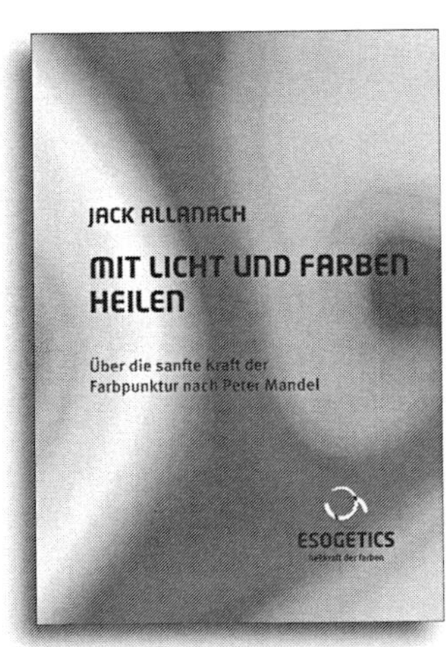

Mit Licht und Farben heilen

Erfahren Sie die Geschichte der Entstehung der Esogetischen Medizin und Farbpunktur und die Biographie von Peter Mandel. Esogetische Medizin und Farbpunktur nach Peter Mandel ist eine revolutionäre ganzheitliche Heilmethode, die wie jede andere Medizin komplett mit Diagnosemethoden und Behandlungen versehen ist. Wir erfahren, weshalb wir erkranken und wie wir das verhindern können.

Die Methode hilft bei psychischen und organischen Beschwerden, beugt vor, aktiviert die Selbstheilungskräfte und wird von vielen bereits als die Lichtmedizin des 21. Jahrhunderts bezeichnet.

Das scheint doch eine Neuigkeit zu sein, die es wert ist, von allen Dächern gerufen zu werden.

Esogetisches Wildkräuteröl^{RELAX}

Das Öl, das unter die Haut geht

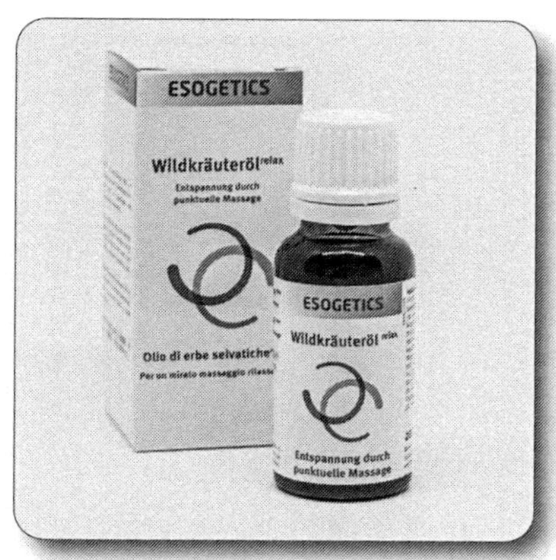

Das Esogetische Wildkräuteröl^{relax} ist ein Naturpräparat, das sich die vielfältigen und bewährten Heilkräfte der Natur zunutze macht. Natürliche Pflanzenöle garantieren für seine Reinheit und sind die beste Voraussetzung für Ausgewogenheit und körperliches Wohlbefinden. Seine Inhaltsstoffe sind in Bezug auf die ganz speziellen Anwendungsbereiche ideal kombiniert und aufeinander abgestimmt! All dieses Wissen liegt nun der Symbiose zwischen der Zusammensetzung des Esogetischen Wildkräuteröls^{relax} und den Zonen und Segmenten zugrunde.

Die im Esogetischen Wildkräuteröl^{relax} enthaltenen ätherischen Öle wirken regulierend und stimulierend auf den ganzen Menschen. Reine Öle in perfektem Mischungsverhältnis für Ihr Wohlbefinden. Auch für die Esogetischen Traumzonen entwickelt.

Das Esogetische Wildkräuteröl^{relax} ist erhältlich in Fläschchen zu 20 ml Inhalt.